思想觀念的帶動者

文化現象的觀察者

本土經驗的整理者

生命故事的關懷者

心靈工坊
PsyGarden
Caring

生命長河，如夢如風
猶如一段逆向的歷程
一個掙扎的故事，
一種反差的存在留下探索的紀錄與軌跡

愛，髓時都在

慈濟骨髓幹細胞中心　編著

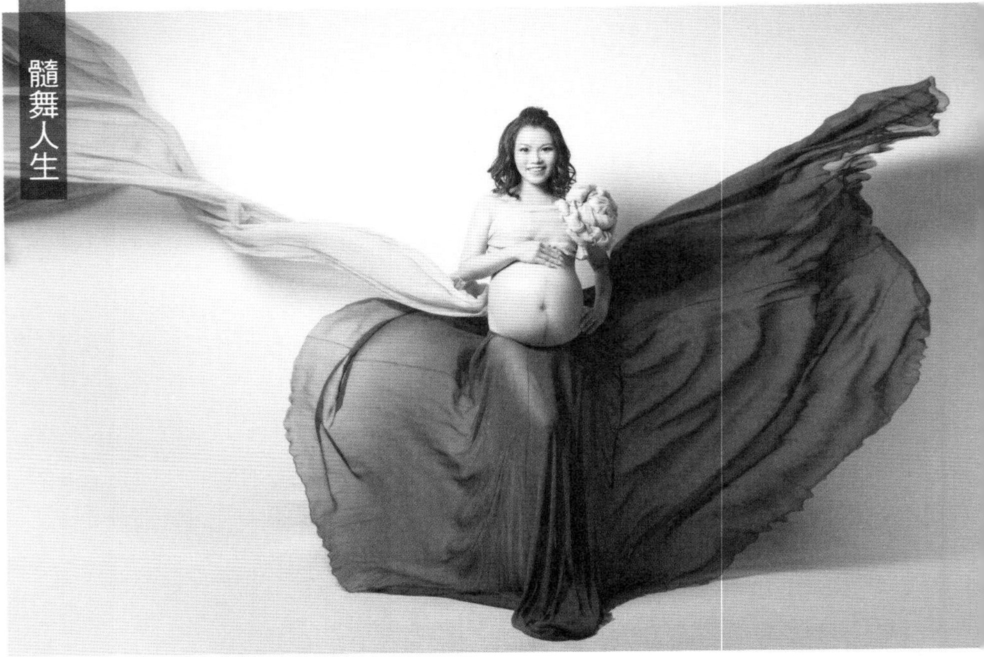

移植重生後的倪倪，努力養身多次試管後，終於順利懷孕生子，她像一隻破繭而出的蝴蝶，飛舞出美麗人生。相片：倪倪提供

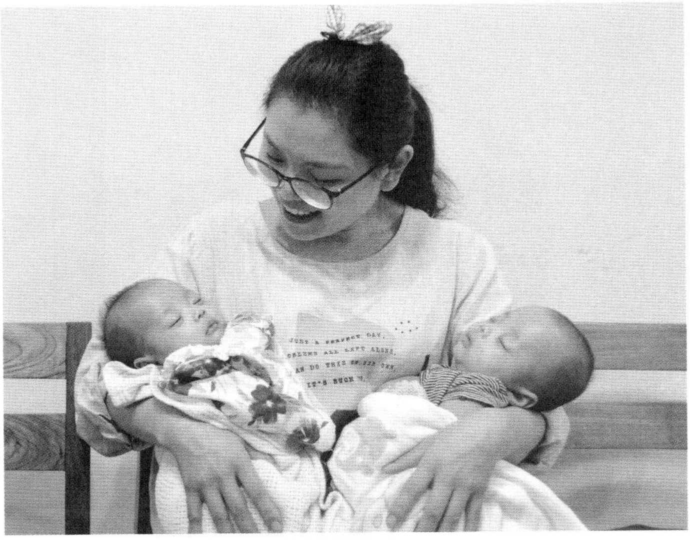

在先生不離不棄的陪伴與婆家娘家愛的包圍下，倪倪順利移植康復重生後，努力養身，在多次試管後，順利生下一對雙胞胎，洋溢著重生與新生的幸福。
攝影：施龍文

有一種等待

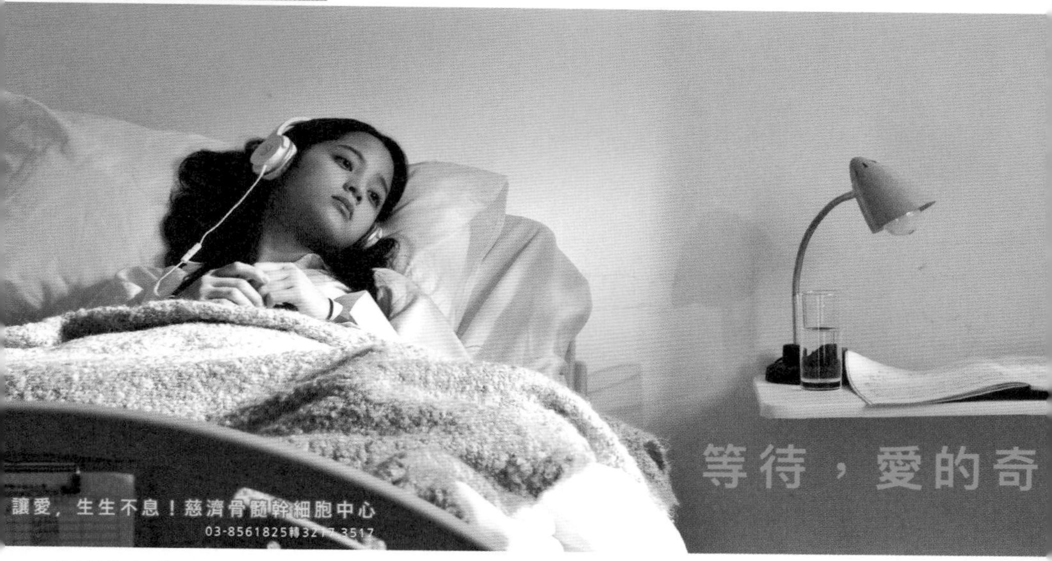
等待，愛的奇
讓愛，生生不息！慈濟骨髓幹細胞中心
03-8561825轉3277.3517

公益影片《有一種等待》由歐陽娜娜義務擔綱女主角，內容描述一位罹患血液疾病的重症少女，一直等待著一位能夠救她的人。製作人陳慧玲，導演陳立書，演員林嘉俐飾母親。

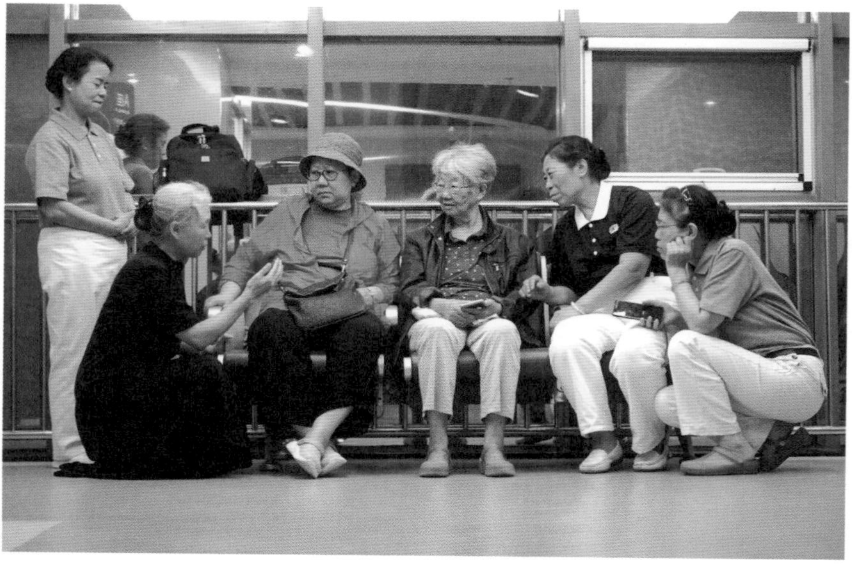

二〇一八年六月，在中國北京博仁醫院，當受贈者母親得知載運造血幹細胞的班機受天氣影響無法如期降落機場時，情緒陷入愁雲慘霧的憂傷，北京慈濟志工陪伴膚慰。攝影：王雲岫

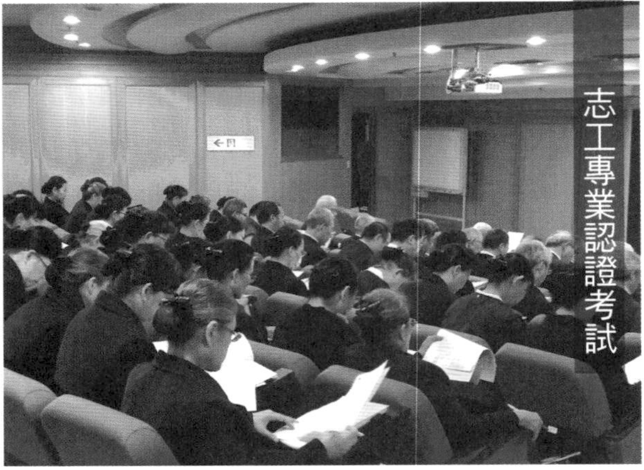

全臺灣骨髓幹細胞中心認證志工超過一萬人，遍布各縣市鄉鎮，包括澎湖金門等離島；不論白天夜晚或假日全天候待命。他們肩負使命感協助捐贈過程中的所有業務，展現高效能。攝影：劉蓁蓁

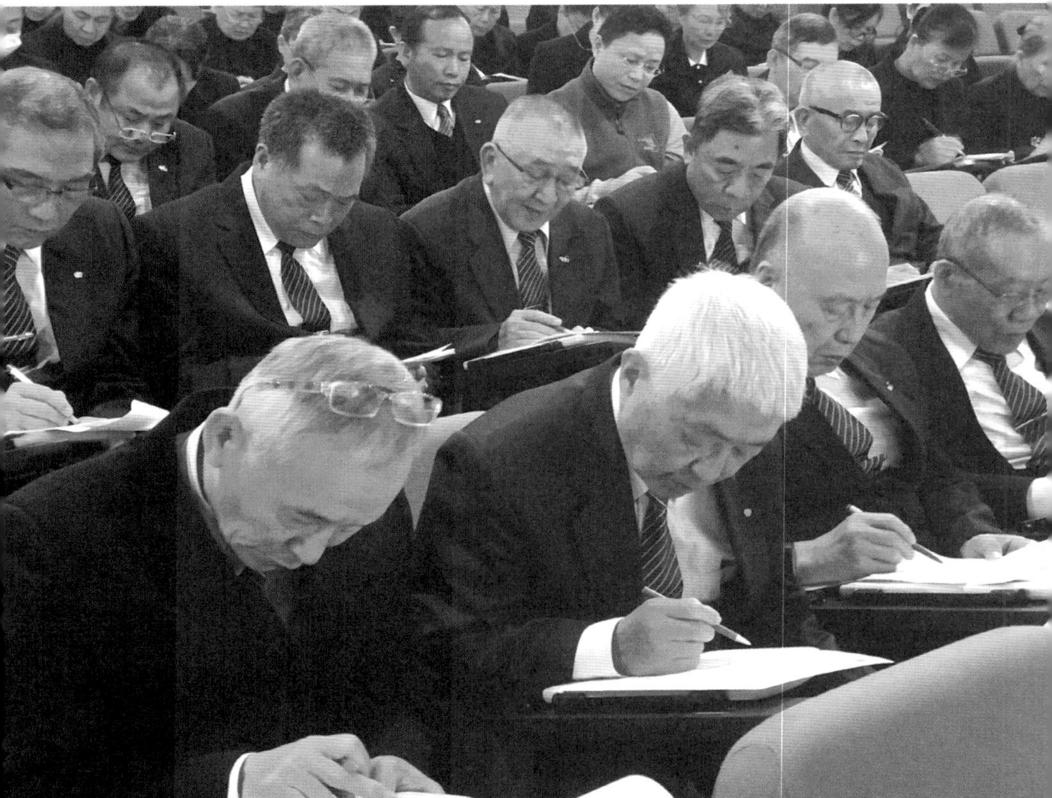

即使頭髮灰白，想要救人還是要挺直腰桿繼續精進。慈濟骨髓幹細胞中心年年舉辦關懷小組講師與認證教育訓練課程，志工每年都要參與專業課程達規定時數，並通過考試才能獲得認證。攝影：劉蓁蓁

推廣宣導無所不在

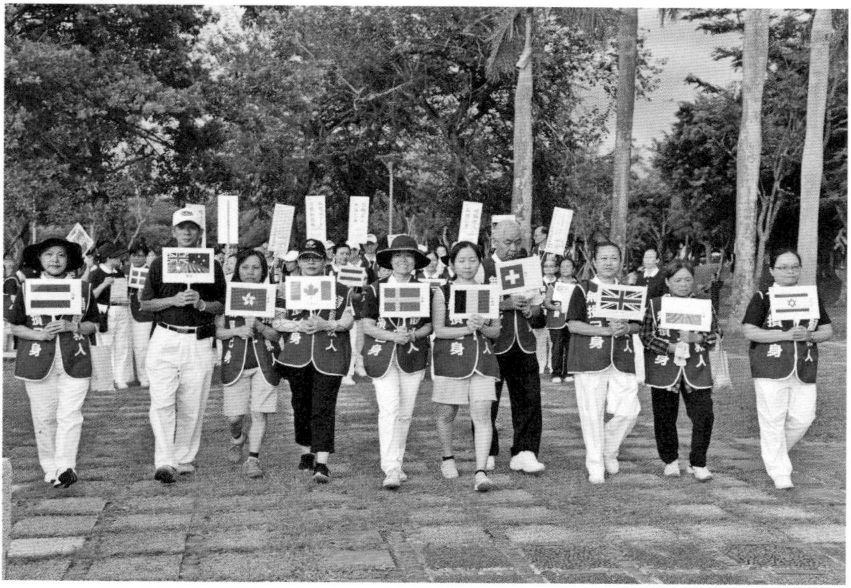

每年九月第三個週六是世界骨髓捐贈者日，為響應全球活動，慈濟志工從九月開始每個週六日走到戶外，宣導「救人一命無損己身」，熱情邀請民眾參加驗血建檔活動。攝影：賴振豐

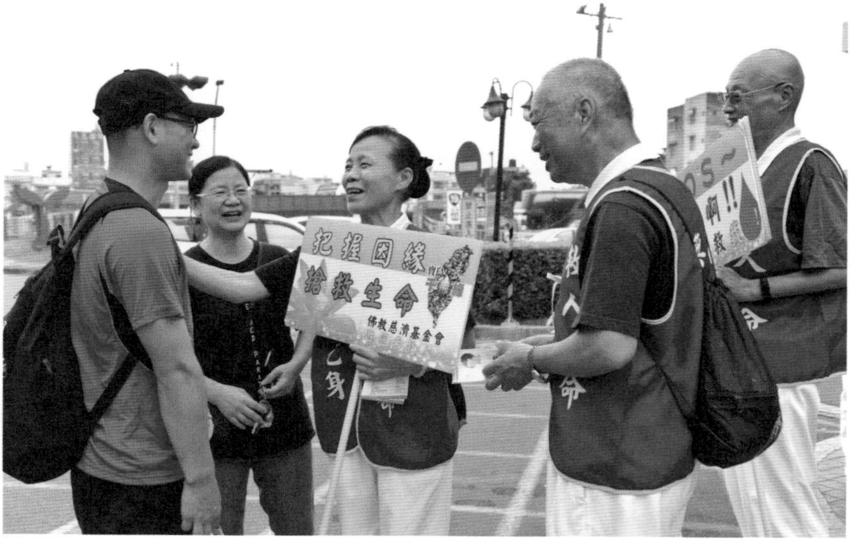

我們在找一個人，那個人可能就是你。慈濟志工不錯過每一個可以邀約參加驗血建檔的機會，自己製作海報，細心解說，因為多一個人建檔，就多一個重生的希望。攝影：蔡宜達

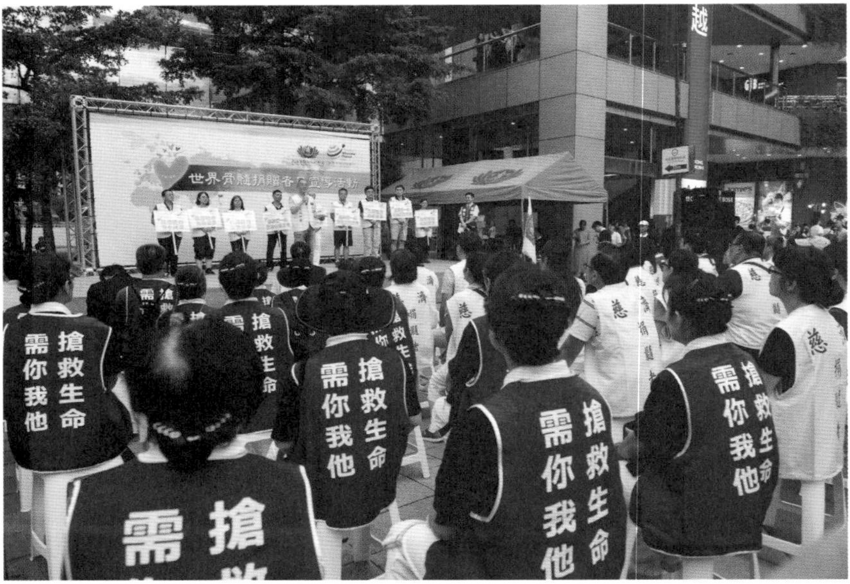

響應「世界骨髓捐贈者日」，全臺慈濟志工九月熱情宣導，為找到一個救命的希望，慈濟志工隨時隨地勸髓，不放棄每個能傳播捐贈救人的理念。攝影：蔡宜達

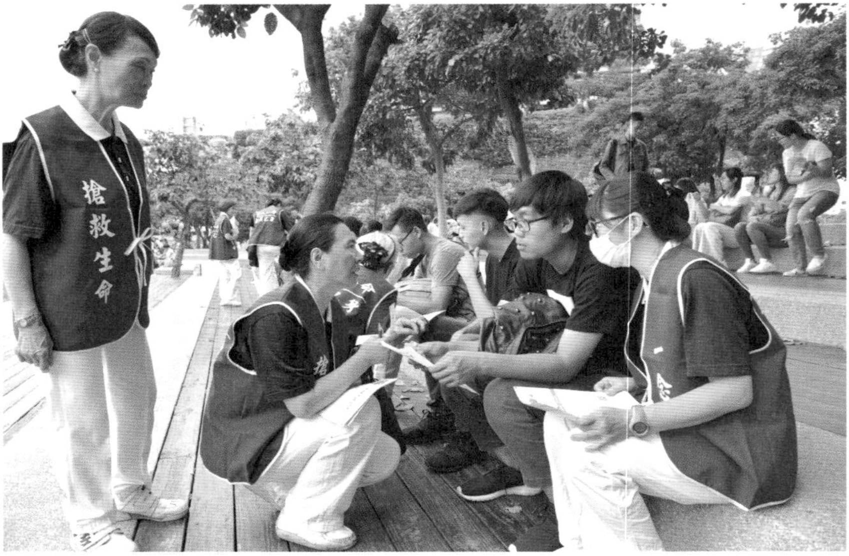

趁著感恩「世界骨髓捐贈者日」活動，慈濟志工走進人群中，耐心解說造血幹細胞捐贈，救人一命無損己身的觀念。攝影：劉本介

驗血建檔

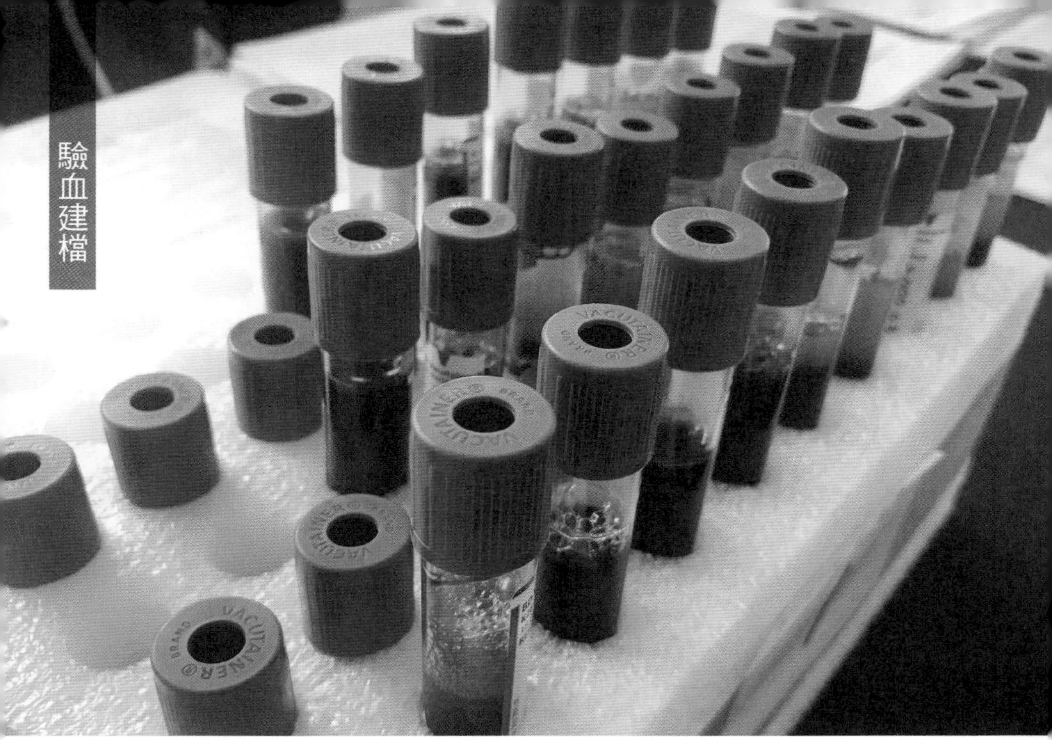

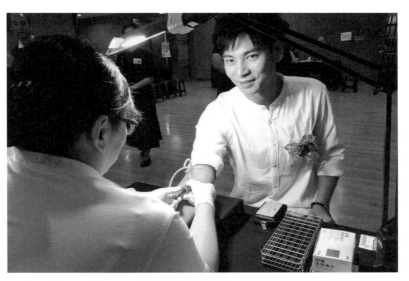

多一個人建檔，即有多一個重生的機會，這一管管血樣，即是一個個等待重生的希望。攝影：劉蓁蓁

二〇一八年五月廿二日，藝人楊子儀參與公益影片《阿孫要配對》的首映感恩會，會後立刻挽袖加入驗血建檔的行列。攝影：楊國濱

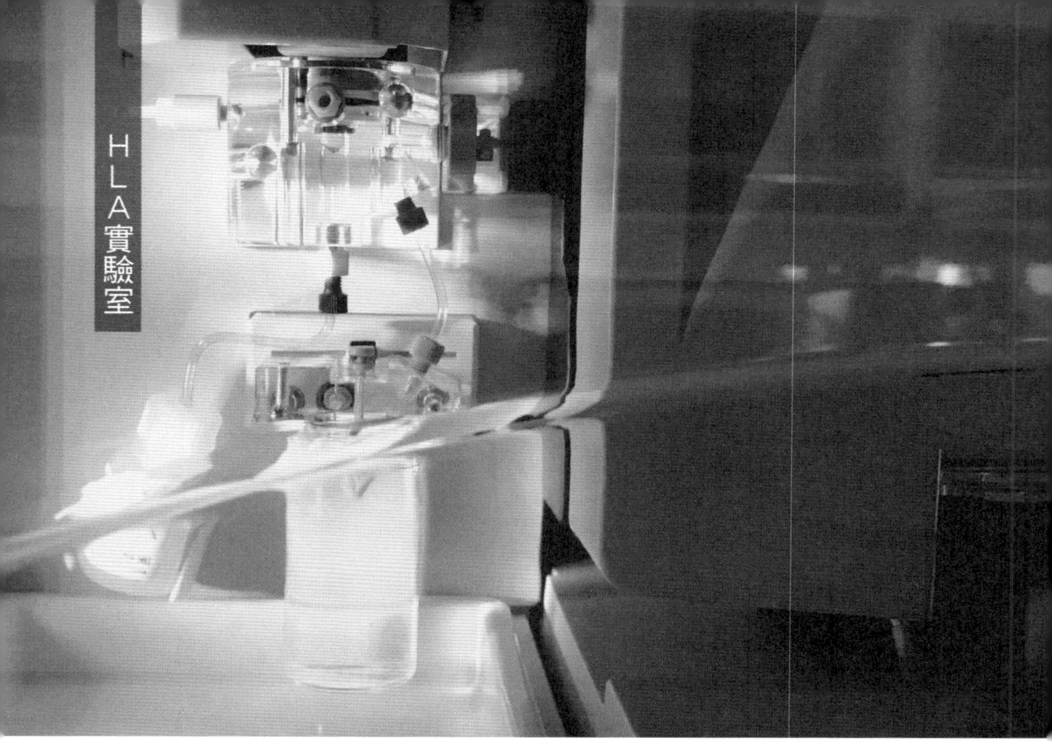

人類基因的密碼透過HLA實驗室萃取、擴大，進行DNA檢測分析後，化成一長串數字編碼，成為配對的重要依據。攝影：劉蓁蓁

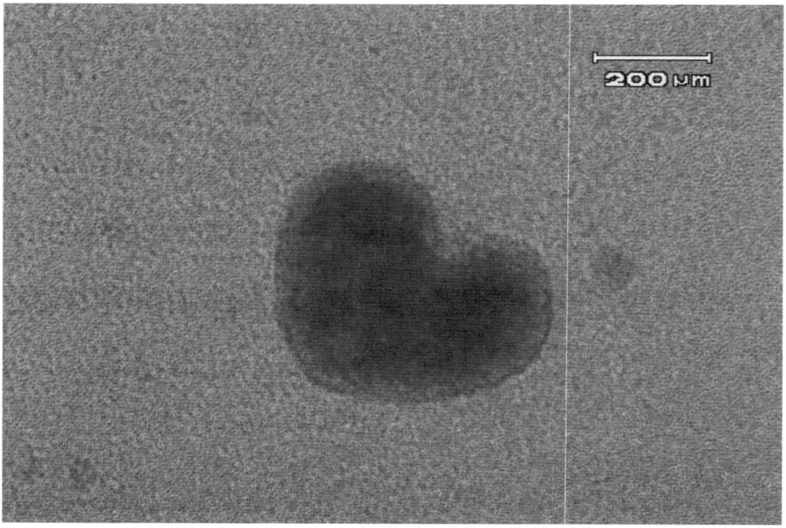

慈濟骨髓幹細胞中心楊國梁主任在二〇〇五年七月於顯微鏡下拍攝之奇景，他所培育的近萬顆幹細胞，因緣巧合聚集成一顆心，命名為「感恩的心」。攝影：楊國梁

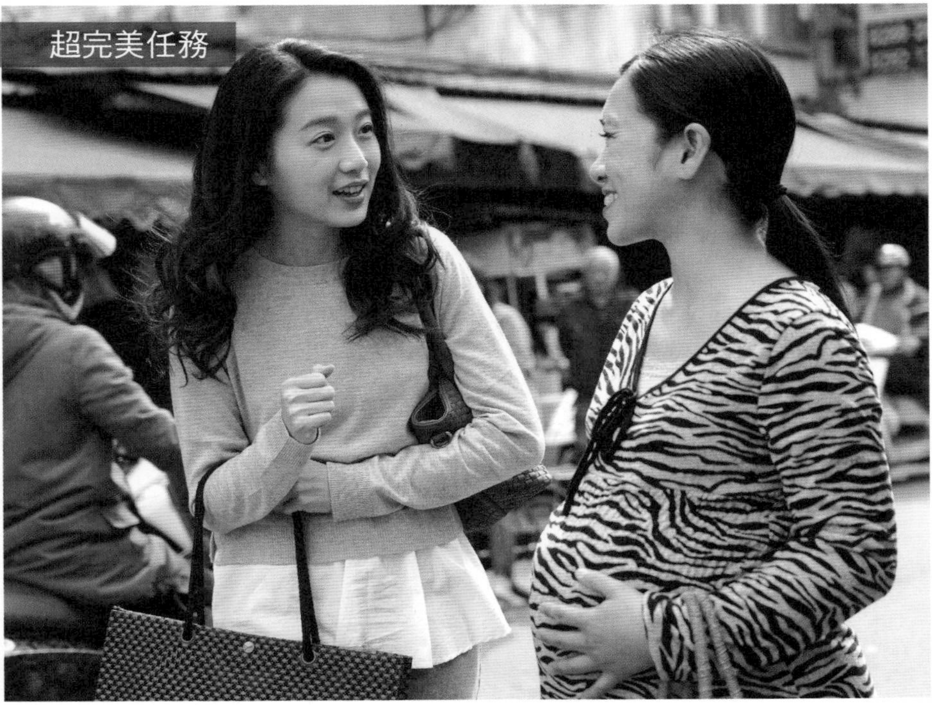

大愛劇場《超完美任務》，是一部改編自慈濟中區骨髓捐贈關懷小組真實故事的電視劇，演員李相林飾演關懷志工王孟專，到街上推廣臍帶血，看到孕婦就上前宣導。劇照大愛電視臺提供

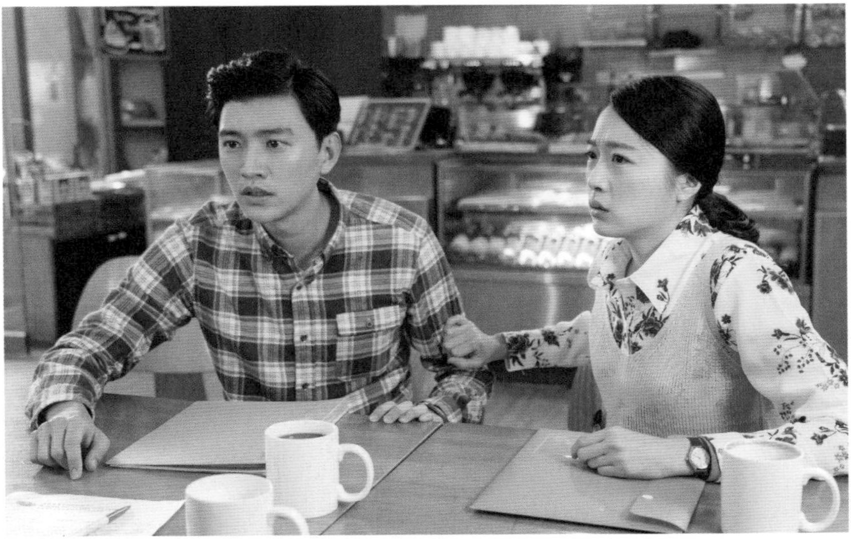

演員曾少宗在大愛劇場《超完美任務》飾演關懷志工葉文楷，激動地對不願捐贈的小陳説話，孟專在一旁勸阻。劇照大愛電視臺提供

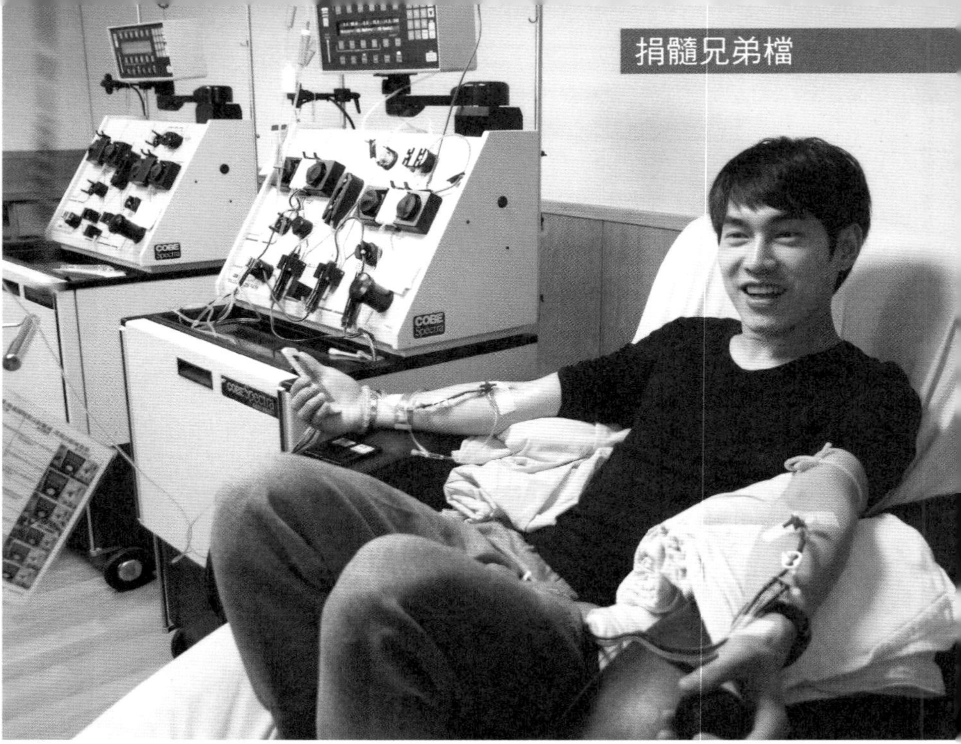

「想到當時捐造血幹細胞的過程，心裡真的很堅定，有一種我一定會救活你的決心。」捐贈者金馬獎最佳男配角張書豪。攝影：彭薇云

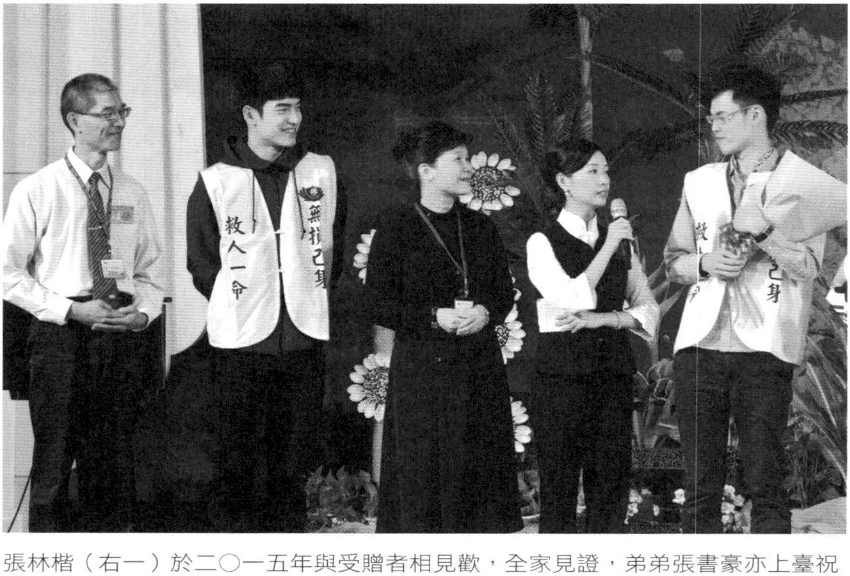

張林楷（右一）於二〇一五年與受贈者相見歡，全家見證，弟弟張書豪亦上臺祝福（左二）。攝影：陳基雄

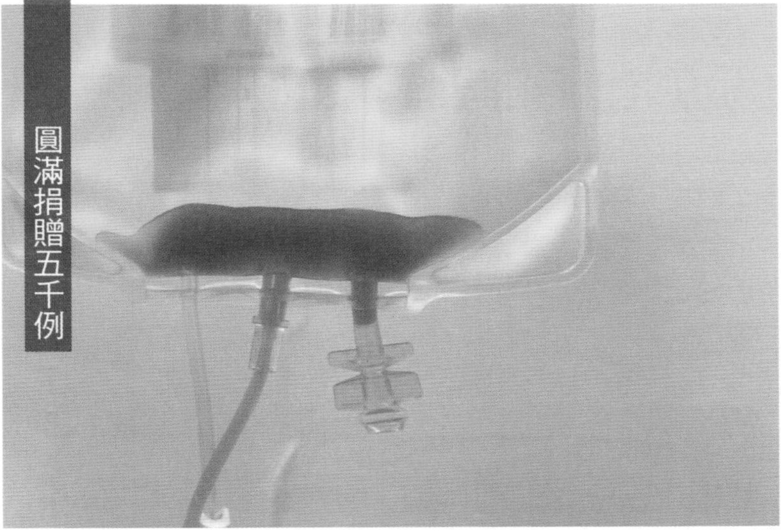

當紅色的鮮血經由分離機將造血幹細胞汩汩存入血袋時，捐者的造血幹細胞即是受贈者重生最大的希望。攝影：劉蓁蓁

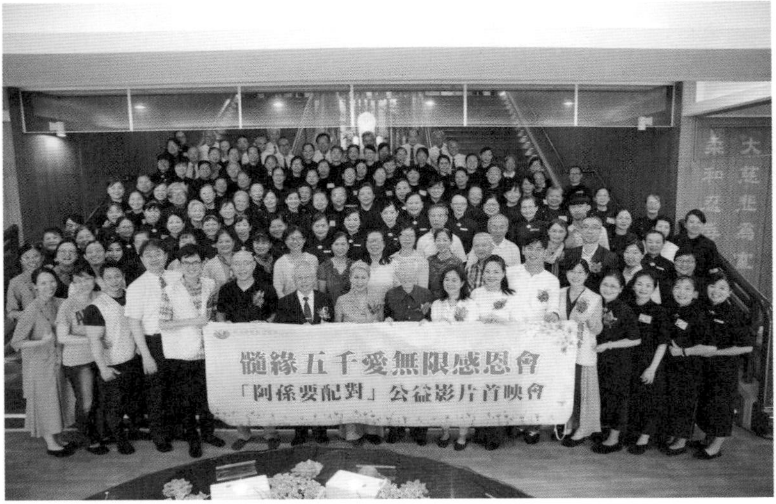

二〇一八年五月二十二日，慈濟骨髓幹細胞中心圓滿捐贈五千例，同時舉辦「髓緣五千愛無限感恩會」暨公益影片《阿孫要配對》首映記者會，感恩有您讓愛重生。攝影：楊國濱

慈濟骨髓幹細胞中心
Tzu Chi Stem Cells Center

造血幹細胞捐贈 驗血宣導活動

周邊血幹細胞捐贈

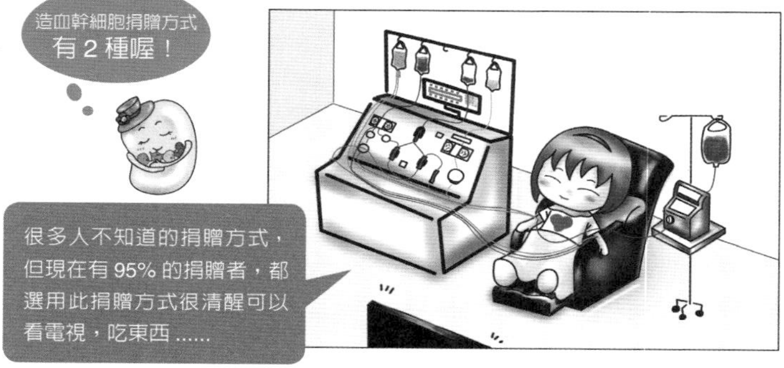
造血幹細胞捐贈方式
有 2 種喔！
很多人不知道的捐贈方式，但現在有 95% 的捐贈者，都選用此捐贈方式很清醒可以看電視，吃東西 ......

周邊血幹細胞捐贈是透過連續幾天注射白血球生長激素（Filgrastim，簡稱 G-CSF），將造血幹細胞驅動（mobilization）至人體周邊血液中，再經由血液分離機收集。

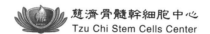

慈濟骨髓幹細胞中心
Tzu Chi Stem Cells Center

造血幹細胞捐贈 驗血宣導活動

骨髓幹細胞捐贈

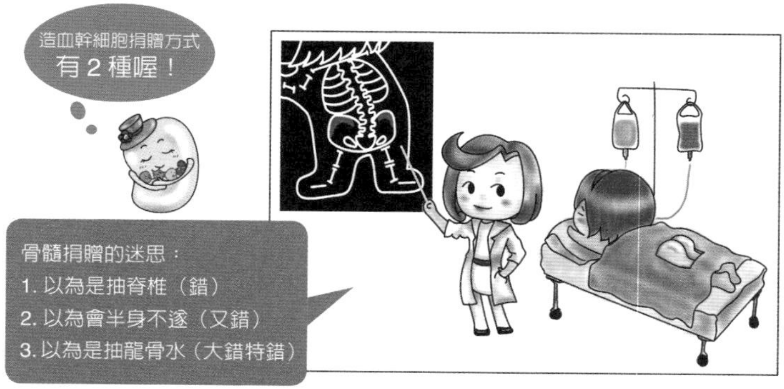
造血幹細胞捐贈方式
有 2 種喔！
骨髓捐贈的迷思：
1. 以為是抽脊椎（錯）
2. 以為會半身不遂（又錯）
3. 以為是抽龍骨水（大錯特錯）

骨髓幹細胞捐贈所抽取的部位為「臀部二側骨盆的腸骨」，非一般人認知的「脊椎中的龍骨水」。因此避開了人體中重要的中樞神經系統，並不會造成嚴重的神經傷害。

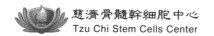

家屬的盼望

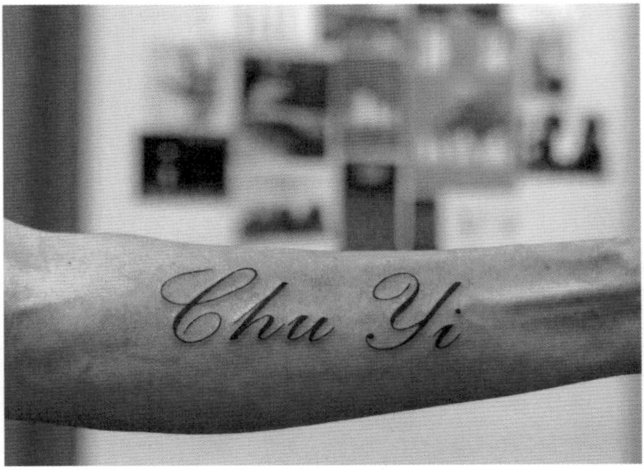

「孩子，你是爸爸的心頭肉，我會一直在你身邊！」朱爸爸把兒子的英文名字刺青在手臂上，跟兒子一起承受身心的煎熬，互相鼓勵一起走過病苦。
攝影：朱頤

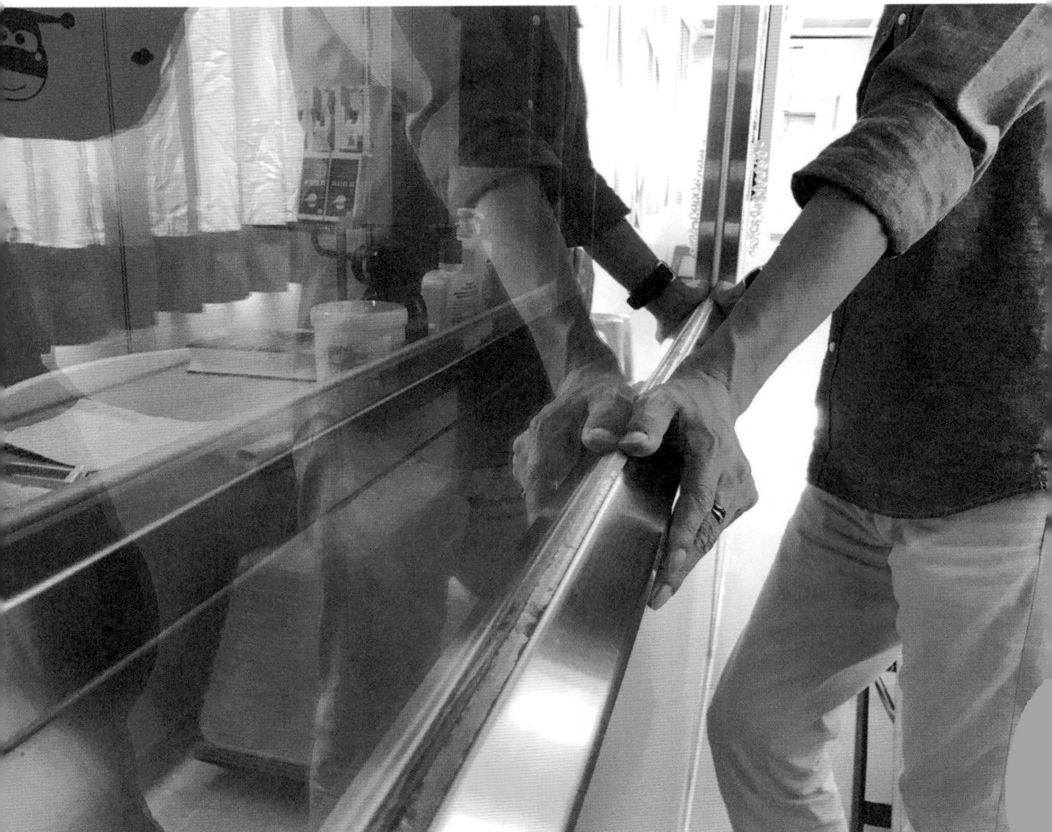

朱爸爸在移植病房外等待，雖然隔著厚厚的玻璃窗，但心與孩子在一起。
攝影：劉蓁蓁

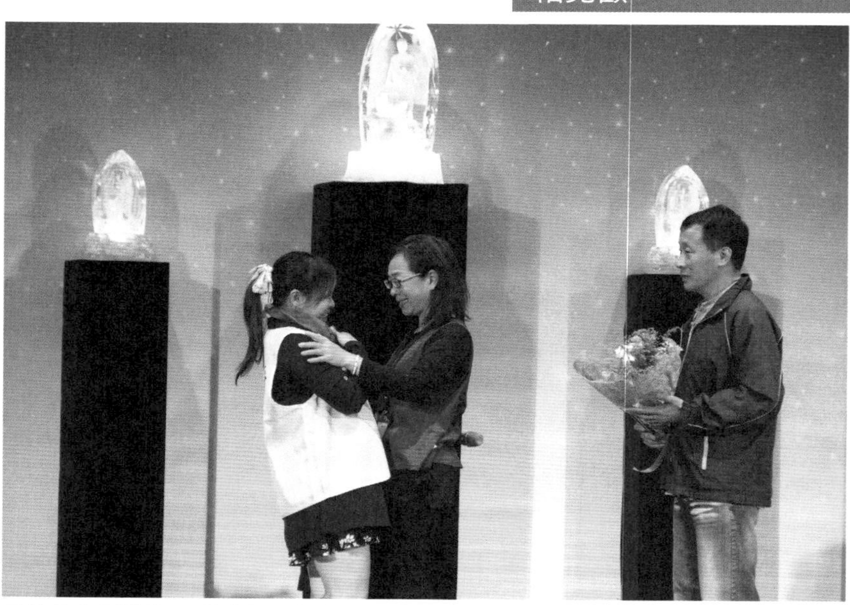

最美的生日禮物。受贈者麗華（右） 生命因為愛而延續、有緣終會相遇，而這場相見歡，也是兩人最特別的生日禮物。攝影：廖世淙

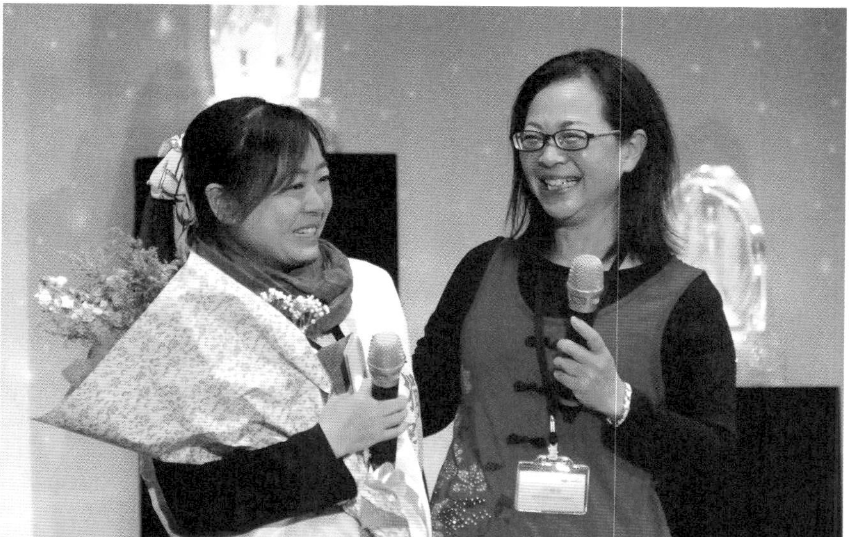

捐受贈者相見後才知道兩人的生日竟然在同一天。現場響起掌聲與生日快樂祝福的歌聲，兩人喜極而泣，淚人兒般激動歡喜。攝影：蘇峻民

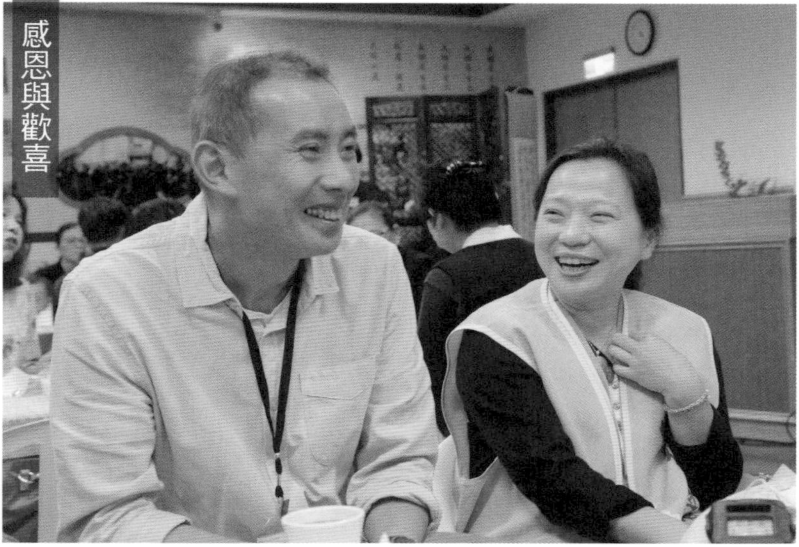

二〇一八年三重靜思堂相見歡。急性骨髓性白血病讓唐先生沒有了蜜月旅行，還經歷長期的化療。這一天唐先生親手把罹癌重生後路跑獲得的金牌，獻給捐贈者高素華，和她分享自己重生的歡喜。攝影：張晏瑜

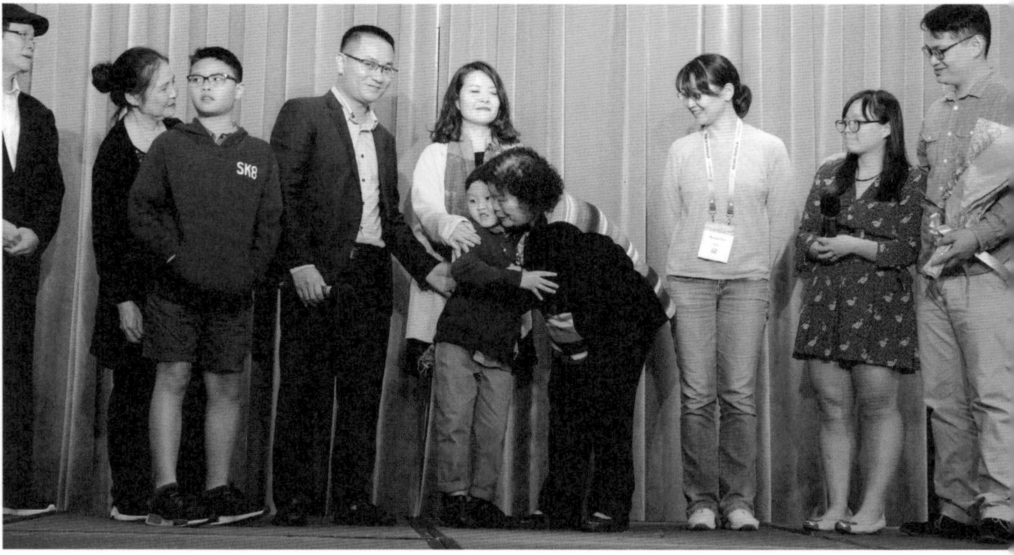

感恩當年沒放棄。捐贈者趙芳翊（右二）的母親（右四） 六年前堅決反對女兒捐贈，所幸女兒堅持並請志工說服。相見歡現場，趙媽媽激動爆淚地擁抱七歲的受贈者小安（中） ，感恩當年志工沒放棄，成功救了小安。攝影：詹予慧

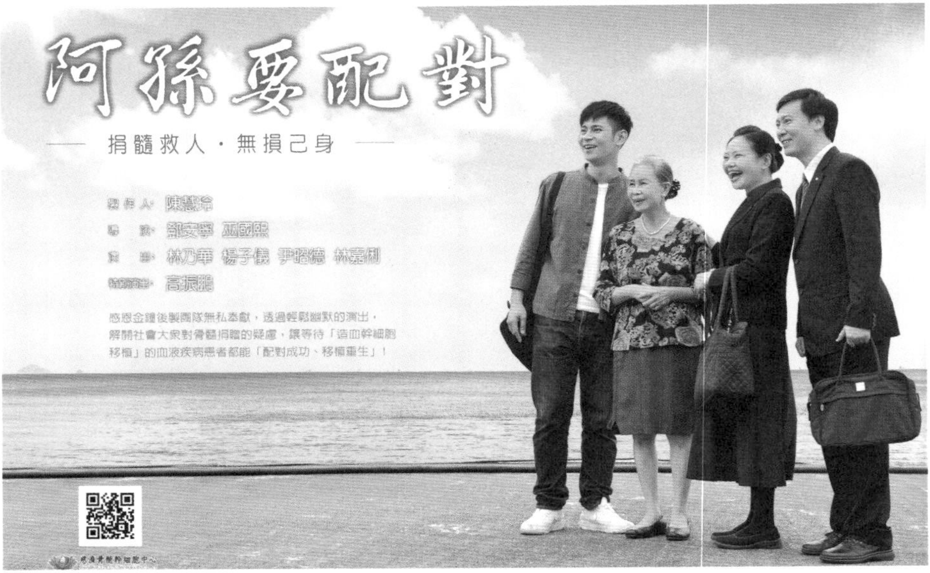
阿孫要配對
捐髓救人．無損己身
陳慧玲
鄧安寧
林乃華 楊子儀 尹昭德 林嘉俐
高振鵬
感恩金鐘後製團隊無私奉獻，透過輕鬆幽默的演出，
解開社會大眾對骨髓捐贈的疑慮，讓等待「造血幹細胞
移植」的血液疾病患者都能「配對成功、移植重生」！

公益影片《阿孫要配對》，透過金鐘獎製作人、導演、演員團隊以輕鬆方式幽默演出，就是希望讓民眾了解「捐骨髓，不是抽龍骨髓！」，救命之髓是造血幹細胞，不是取自脊椎的龍骨水。攝影：于劍興

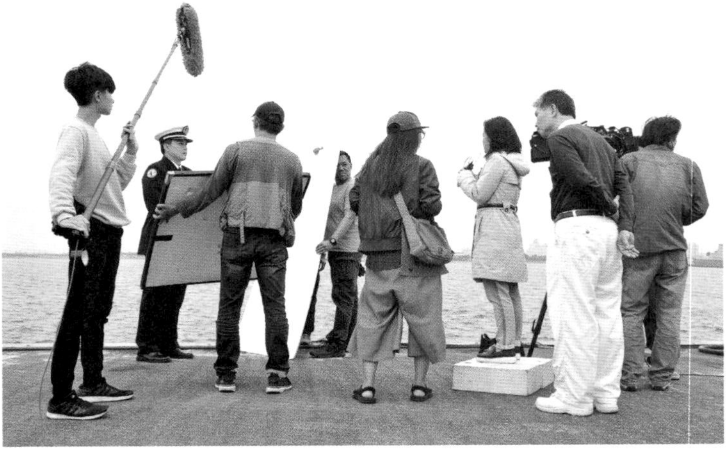

公益影片《阿孫要配對》由金鐘製作人陳慧玲、金鐘導演鄧安寧、金鐘獎演員林嘉俐、資深演技派演員林乃華、尹昭德及實力派偶像楊子儀義務合作完成。藉由「阿嬤疼孫」的角度親眼看到捐髓者捐後仍身強體健的見證，讓民眾了解捐髓救人無損己身，進而提升捐贈率，讓更多的血癌病人有機會獲得治療，恢復健康。攝影：于劍興

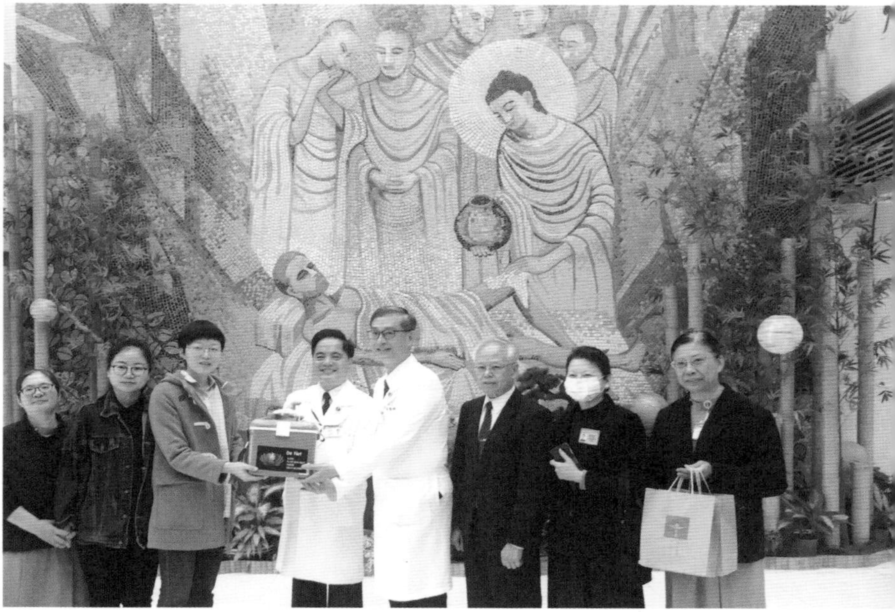

髓緣傳千里，寰宇慈濟情。慈濟骨髓幹細胞中心骨髓捐贈已遍布全球三十一個國家地區。花蓮慈濟醫學中心院長林欣榮（左四）、李啟誠主任（右四）、楊國梁主任（右三）。攝影：劉蓁蓁

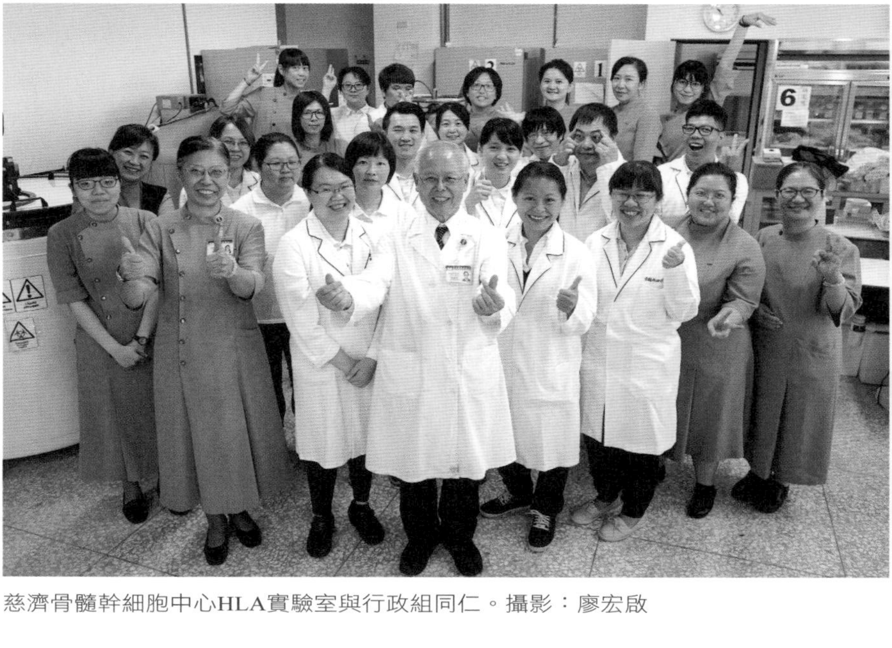

慈濟骨髓幹細胞中心HLA實驗室與行政組同仁。攝影：廖宏啟

【推薦序二】

面向全球輸出愛心

證嚴法師／佛教慈濟基金會創辦人

時間可以造就人格、成就事業，時間也可以累積功德。回想二十五年前決定成立慈濟骨髓資料庫，多數人期期以爲不可，因爲不僅所費不貲，必須動員的人力、物力、心力，更是無法計量。但是，基於尊重生命，也爲了解開人類基因密碼，這項生命工程很值得去推動。很感恩走過二十五年，受惠於骨髓捐贈、得以重生的病患超過五千多人，讓我們見證了生命的奇蹟，也讓全世界刮目相看，小小的臺灣僅占全球萬分之二土地，居然能向全球輸出愛心，證明臺灣是一座名副其實的愛心之島。

二十五年來，很感恩骨髓幹細胞中心同仁兢兢業業，爲了搶救生命，必須上緊發條，在秒秒中與時競爭；更感恩發心參與捐贈驗血活動的十方大德，四十三萬多人的愛爲一個個正在流失的生命帶來重生的希望；還要感恩勸髓、陪髓、護髓志工，有勸髓志工「衆裡尋他千百度」的堅持，還要陪髓志工「亦步亦趨不捨離」的貼心陪伴，更要護髓志工「無懼風雨勤守護」，才能帶著生命之髓翩然歸來。

黑黃配與戒酒捐髓

生命實在很奇妙，慈濟骨髓幹細胞中心是全球重要的華人骨髓庫之一，但來配對的不只限於華人，連遠在南非的印度裔患者都有。他原本是一位八十五公斤的壯漢，被疾病折騰了九個月，僅剩下紙片人似的四十五公斤，再不趕快尋求骨髓配對，只怕命在旦夕了。因泰國骨髓庫的捐贈者臨時反悔，轉向臺灣尋求造血幹細胞移植機會，沒想到竟然就配對上了。

這種成功的「黑黃配」，眞是不可思議的因緣，證明全天下人人皆是我的親人。而且這位受贈者在成功受贈康復八年後，不但活得健康，人生觀也變得更爲豁達開朗。

最不可思議的，是起一念悲心願意捐贈，居然讓菸酒檳榔不離身的男性，就此戒除惡習，從此改寫人生劇本。原本聲稱沒酒會死的他，因爲擔心受贈者經過殲滅療法後已經體衰力微，萬一又沾染自己的惡習，不就救人反將病人推向萬丈深淵？於是，他在自我約束禁酒兩星期後，成功戒酒。他又擔心受贈者萬一是個孩子，因爲接受他的造血幹細胞移植，變成手握酒瓶、口嚼檳榔，一副吊兒啷噹相……，啊！他再也不敢想像。

他自動戒除跟隨自己二十年的喝酒壞習慣，將健康、優質的造血幹細胞傳輸給受贈者；不但救了對方，同時也救了自己。自此遠離惡習，每個月還能節省一萬五千元幫助家計，身體也從四十五公斤回到六十公斤的健康體魄，成爲妻兒心目中眞正的英雄！這眞是一則最勵志的家庭喜劇。

兄弟倆見證捐髓變簡單了

還要感恩藝人張書豪與哥哥張林楷發心捐贈，從這對兄弟身上我們看到捐贈方式的演變，是愈來愈方便也愈來愈安全。

張林楷第一次捐贈是在二〇〇七年，還是傳統式的，得進手術房進行全身麻醉，再從腸骨抽取骨髓，術後腸骨處會有些痠痠的感覺。幸好他年輕力壯，休息一週後就完全恢復了。第二次是捐贈淋巴球，他感覺就像抽血一樣容易。儘管經過兩次捐贈的考驗，張林楷由衷說道：「比起受髓者屢屢受病魔折磨的痛苦，捐髓救人已是最輕鬆的了。」

眞是一位愛心盈溢的暖男。

有哥哥的典範在前，弟弟張書豪堅信「捐髓救人，無損己身」，他的愛心也不遑多讓。得知配對符合後，他大量攝取蔬菜，均衡飲食；改變晚睡習慣，加強慢跑、打籃球等運動的鍛鍊；捐贈日前幾天寒流來襲，他甘願「禁足」在家，以隔離流感病毒的侵襲。種種努力，就是要讓身體保持在最佳狀態，希望給予受贈者品質最優的周邊血幹細胞。結果僅捐贈周邊血的他，不僅不需麻醉，且半小時後就行動自如了。相信書豪一定很訝異，原來救人就是這麼簡單容易！

慈濟來的骨髓很讚

臺灣四面環海，夏秋之交颱風常來攪局，三年來肩負十七次取髓任務的北京博仁醫院的病人服務辦公室主任喬麗，對氣候的變化可說點滴在心。因爲取髓、送髓最怕時間延誤，若颱風來襲，可能會打亂工作的節奏，而取髓是有時效的，一點都延誤不得。感恩在愛的祝福，與慈濟志工的接力陪伴下，每每履險爲夷。

若問慈濟骨髓幹細胞的品質如何？北京博仁醫院的病友主動要求醫師直接向臺灣尋求配對，對此說得最爲肯綮：「因爲速度快，服務好，品質又佳。」

這本《愛，髓時都在》收錄許多感人的小故事，不僅看到捐贈者義無反顧，樂於助人的堅定信心；也看到骨髓配對居然可以跨越種族、語言、膚色、國家的障礙，眞是不可思議的因緣，見證全人類都是一家親。很感恩慈濟骨髓幹細胞中心的成立，爲病患帶來劫後重生的希望，但願隨著醫療科技的快速發展，可以破解人類基因密碼，讓更多頑強難纏的病例得到解方，以增進人類福祉。

【推薦序二】

創生命泉源

林碧玉／佛教慈濟基金會副總執行長

記得四十餘年前，有一次追隨證嚴上人到醫院探望罹患血癌的小朋友。這個孩子的媽媽訴說，因爲血癌唯一救命藥就是骨髓捐贈，她爲此懷孕，想再生一胎來捐贈骨髓給老大，怎知出生後的孩子還是無法和老大配對上，只好努力再生，爲孩子尋找重生的機會。如此龐大的醫療費用與未知的未來，看著憂愁滿面的父母，證嚴法師慨歎無語。

一九九三年五月十八日，歷經醫病與相關團體的努力爭取，政府終於立法通過「人體器官移植條例」修正案，廢除造血幹細胞捐贈三等親限制，從此非親屬之間也可以進行骨髓捐贈，讓血液疾病患者多了一線生機。

法案通過後，該由誰來推動呢？醫界菁英各有考量，唯一的共識是推動成立骨髓資料庫。但除了慈濟基金會證嚴上人之外，任何團體均無法竟其功，不僅因爲經費有問題，更大的困難是，捐髓、抽脊髓會危害生命的錯誤觀念，不僅是台灣民間的認知，更是全球一般民衆普遍的想法。因此在國際間，兄弟姊妹、親屬間互不捐贈的例子比比皆是，甚至有一些難以說明的糾紛。因此衛生署召開會議，公推慈濟基金會承擔搶救生命的重責大任。

推動骨髓捐贈，這份責任何等重大與艱難，志業體主管紛紛反對，但證嚴上人不忍病患無助，毅然挑起責任。慈濟人信任上人不會要他們爲了救人而危及健康生命，不只捲袖抽血、驗血，更奔走於長街陋巷，夜以繼日勸捐骨髓，甚至走進市場疾呼，極力推動目標就是：救人一命，無損己身。

不到一年時間，資料建檔超過十萬人，創新國際紀錄，引來國際間好奇與參訪，也爲此召開國際研討會。

二十五年前某日，我匆忙從北京趕回，探望第一例捐贈者。在病床邊握著美菁菩薩的手，不捨地問她：「您害怕嗎？會疼嗎？」美菁菩薩知道原捐贈者因爲害怕而臨陣反悔，但病患已進行殲滅療法，若無骨髓輸入將危及生命，她義無反顧地回答：「我願意。」

捐髓滿一年後，捐受雙方第一次見面，場面非常感人。美菁在媽媽陪同下來到花蓮，受髓者魏小弟快步上前，哭著擁抱賜給他第二次生命的姊姊，說：「我的血型變了，是您給我生命。謝謝！」魏爸爸回顧道，先前原本奄奄一息的孩子，在輸入骨髓不到一小時之後便開口說話，第一句話是：「我好餓，想吃麵……」這是他們自孩子住院以來，所聽到最動聽的一句話。

當筆者問捐髓者美菁，當時危急之際，是什麼原因讓她毫無考慮捐贈？她回答：「但開風氣不爲師，落地爲兄弟，何必骨肉親呢！」是啊！人生何價？救人的感覺眞好！憶當年眞不敢想像，如果不是美菁菩薩挺身捐髓救人，勸捐的工作一定更加艱難。

第二例也是艱難至極。但似乎蒙佛菩薩護持，不久，捐髓後益形健康的許多見證，例如結婚多年不孕甚至已經領養小孩多年的捐贈者意外懷孕等等佳音，陸續傳來。

雖然已經有許多眞實例子，驗證捐髓不只無損己身，而且令他們更加健康，但勸髓的工作依然艱難。感恩志工們爲搶救生命，守護在配對成功者家門外，還得忍受被其家屬辱罵；爲讓捐贈者順利捐贈並完成送髓，跪求讓出機位；爲捐贈者照顧家庭及看店，諸多志工的感人事蹟不勝枚舉。更有志工爲了照顧每位捐贈者的健康，爲他們烹煮營養補湯。若無志工團隊們，追隨證嚴上人的願，無怨無悔、棒棒接力地付出，怎會有亮麗的成果？

再者，爲了開展臍帶血捐贈，志工們也是用心用力地推動，甚至爲了參與這搶救生命的行列，公公婆婆鼓勵兒子媳婦努力懷孕，以便救人。在衆人同心齊力下，很快地募集到萬人臍帶血庫，爲血液疾病患者，增加救命的機會。

感恩骨髓幹細胞中心同仁們，夙夜匪懈守護資料中心，我們的中心有全球最佳品質的實驗室，有最迅速回應配對成果的系統，有最優秀、最有愛心、最專業的志工。每年的志工專業培訓，無論是質與量，均讓全球幹細胞資料庫及美國國家資料庫等專業機構歎爲觀止。這若非有堅定的信念，怎會有此成果呢？

更感恩楊國梁主任，他在學術上積極推進，研發運用各種幹細胞，治療與防治疾病，探究HLA與各種疾病的關係，年年發表研究文章，建立幹細胞在學術上的水平與地位。

世界上最不可愛的就是時間，分秒流逝匆匆二十五年，但骨髓幹細胞中心，並沒有白白浪費四分之一世紀的九千一百二十五天中的七億八千八百四十萬秒，因爲每一秒都攸關生命的瞬間。

如今慈濟已經儲存了四十三萬筆以上的愛心，送新生命細胞到三十一個國家地區，搶救了超過五千個生命與家庭。每當看到捐受贈者相見歡，總可以感受到捐贈者的激動，不亞於受贈者的感恩。

二十五年來，難忘當年證嚴上人爲搶救生命，誠惶誠恐、亦步亦趨的歷程，更難忘遭受許多誤解與指責時的無奈。我們不是爲慈濟無奈，而是擔心數百萬等待救援病人失去機會。但搶救生命志不移，堅定信心不爲己，祝福骨髓幹細胞中心，迎接充滿希望與陽光的未來，因爲幹細胞搶救生命世紀已來臨，莫忘初衷與使命，生命、品質、學術、創新圍繞著愛放光明！

【推薦序三】

永續髓緣之愛

林俊龍／慈濟醫療財團法人執行長

二十五年前，證嚴上人在與諸多專家請益後，確認「捐髓救人，無損己身」，即呼籲慈濟人宣導骨髓捐贈驗血活動，爾後在各方協助之下，成立臺灣唯一、也是非公立的骨髓資料庫，搶救血液疾病患者，給無數家庭帶來重生的希望。

這些年來，慈濟骨髓幹細胞中心在全體同仁與慈濟志工無私奉獻與投入之下，不僅獲得國際認證，與全球骨髓捐贈網絡也有密切連結。由於志工全程陪伴捐髓過程，中心同仁不斷精進檢驗與配對技術，慈濟所提供的造血幹細胞品質，獲得全球移植醫院一致認同與好評。中心與慈濟志工每個月在臺灣各地舉辦驗血活動，每年也舉辦感人的捐、受髓者相見歡活動，成為勸募新志願者投入的一大助力。

每次看到慈濟志工走上街頭宣導骨髓捐贈的身影，很難想像，日晒雨淋都澆不息他們的熱忱。夜市也好，大賣場也好，車站也是，只要人群聚集的地方，就有他們不辭辛勞解說與邀約的足跡。等到配對到捐贈者之後，關懷志工更是全程陪同捐贈者，還烹煮大補湯、準備水果，照顧好捐贈者的健康，志工甚至曾經幫書店老闆顧店，好讓老闆安心去捐贈。有的志工被家屬誤認為詐騙集團，或是捐者家人因為擔心捐髓會危害健康而拒絕志工拜訪，種種困難，志工都耐心一一克服，讓捐贈者能順利完成救人的心願。

二〇一八年起，慈濟骨髓幹細胞中心暨志工團隊，以「髓遇而安——全球獨特志工網絡締造生命重生新契機」，獲得「國家生技醫療品質獎」銀獎殊榮。這個銀獎得來不易，等於是獲得頒獎單位認證為亞洲第一的肯定。中心同時也通過財團法人生技醫療科技政策研究中心國家品質標章「醫療周邊類／公益服務組」與「醫療院所類／醫院社區服務組」兩項認證。

當然，慈濟骨髓幹細胞中心同仁與志工的付出，只是搶救病人過程中的一部分環節，移植醫院醫護團隊全力搶救病人的心意與努力，更是可貴；取髓者奔波忙碌，在旅途中經常遇到各種天氣與人為變數，層層關卡都必須懂得變通，直到珍貴的造血幹細胞在黃金時間內送到移植醫院，所有的參與者才能安心。

對於捐贈者捐後的追蹤與關懷，要特別感恩全臺各地的慈濟人醫會團隊及合作醫療院所，人醫會的醫護志工不僅出借自己的診所與醫院，對捐贈者進行長達十年的健康追蹤，更有醫師投入勸捐行列，與志工一起前往剛配對到的捐贈者家中，進行醫療專業解說，甚至有人醫會醫師的兒子幸運成為捐贈者，於是白血球生長激素的施打與捐後的健康追蹤，就由這位醫師在家一手包辦了。

隨著網路科技發達，社群網站的崛起，慈濟志工也急起直追，以拍攝微電影與公益影片的方式，接觸更多年輕族群，讓骨髓中心的配對族群可以逐月更新，不至於被志願者年齡老化所限縮。

慈濟骨髓幹細胞中心的免疫基因實驗室日日精進、投入研究，用DNA定序的技術和方法，發現並發表數十個經世界基因庫及世界衛生組織（WHO）認定的新基因。期待未來，能搶救更多血液疾病患者。

科技的進步，提升疾病的治癒率，但在冰冷數字背後，溫馨親切的醫療人文，才是醫病互動溫度的所在。期待造血幹細胞捐贈與移植所創造的重生契機，能帶動年輕志願者加入愛的循環，讓更多血液疾病患者接受移植，獲得重生的機會。

這本書記錄了近年來捐贈者、受贈者、醫療團隊與志工的故事，其中也有醫師與護理師成爲捐贈者後，以自身的醫療專業輔助做見證的故事，是一本值得閱讀的好書，誠摯推薦，無限感恩。

【推薦序四】

見證髓緣無邊，再造生命之歌

林欣榮／花蓮慈濟醫學中心院長

當一個人允諾要捐贈造血幹細胞救人時的決心有多大？書中的捐贈者「阿成」告訴我們，他成功地以兩星期戒了二十多年來「菸酒檳榔攏來」的習慣，只因爲擔心這惡習會影響造血幹細胞的品質，影響病人的復原之路。然而見到受贈者時，阿成說出：「看到你這麼健康，我就放心了。」道出他捐贈後多年的忐忑與憂心。阿成的太太更讚歎骨髓捐贈是助人利己的好事，讓她「賺」回一位健康的先生。

安排受贈者與捐贈者相見的活動，是慈濟骨髓幹細胞中心的大事。因爲重拾健康的受贈者及其家人，對於有如「再生父母」的捐贈者，感恩之情溢於言表；因爲那曾經徘徊在生死邊緣的苦，是捐贈者的愛改變他們的命運，得以延續生命。而他們也深刻了解，並不是每位血癌病人都跟他們一樣幸運——有機會等到這救命的造血幹細胞。

二〇一三年，一位遠居在非洲的阿力斯，從南非約翰尼斯堡來到花蓮，花了三十六小時的車程，他的臉上沒有絲毫倦容。八年過去了，印度裔的他和妻子彎身至地，用右手輕觸捐贈者尹先生的腳，然後回觸自己的額頭，這是印度最虔敬的摸腳禮，阿力斯夫妻倆向捐贈者獻上最誠摯的感恩與祝福。

阿力斯是在二〇〇三年發病，化療時，被病魔折磨得不成人形。二年後轉而尋求骨髓配對，但親屬間沒有合適者。有一次在泰國骨髓庫找到百分之百相合的配對者，但對方卻突然反悔，後來遇到這位臺灣的捐贈者，雖然和他只有百分之七十的吻合度，卻救了他和他的家庭。

「黑黃配」對阿力斯來說是個奇蹟，他感激每一位協助他重生的人；能夠在臺灣——一個他在地圖上不曾認識的地方，配對到救命的骨髓且移植成功，說明人類是沒有種族、大小、年紀差別的。他說：「在地球上，我們原本就是一家人。」

在骨髓捐贈的諸多故事中，阿力斯這段非洲與臺灣的路途遙遠自不在話下，而最令人驚訝和感動的，莫過於取髓人員遇到侵襲臺灣的超級強颱泰瑞的驚險故事。這段過程已由世界骨髓捐贈者協會整理，收錄在全世界送髓者所遇到的風雨實錄中。事實上，臺灣夏天多颱風，狂風暴雨往往會影響到花蓮對外的交通，然而慈濟志工不懼天候多變，使命必達，讓來自異鄉的取髓人員印象深刻。曲折的送髓故事，時有所聞，不勝枚舉。

爲了發揮搶救生命的效率，一九九七年，證嚴上人創設慈濟免疫基因實驗室，並由血清學的檢測方法，發展出分子生物學核苷酸定序（DNA Sequencing）高科技檢測方法，與世界上先進的免疫基因配型檢驗實驗室並駕齊驅。二〇一九年起陸續使用「次世代定序」（Next Generation Sequencing）技術檢測免疫基因配型，更能增進配型的解析度和準確性。

我們不僅投注在幹細胞及癌症治療的研究上，更運用內生性幹細胞療法幫助腦傷及神經退化性疾病的病人。在臨床實驗上，著手研究幹細胞治療神經退化性疾病；已陸續完成自體周邊血幹細胞治療腦中風的第一、二期臨床實驗，及自體脂肪幹細胞治療腦中風的第一期臨床實驗。二〇一九年六月，我們也完成首例人類臍帶血單核細胞靜脈注射，治療急性缺血性腦中風第一期臨床實驗；這項實驗能順利執行，完全仰賴我們擁有高端精準快速配型的免疫基因實驗室。

二〇一八年，慈濟骨髓幹細胞中心走過四分之一世紀，溫暖的生命故事細數不盡。

儘管最近五年來，歷經網路謠言攻擊，但行政團隊與慈濟志工在宣導與勸募捐贈者過程中，不曾起退轉心，甚至有許多捐贈者投入志工行列；更有獲得新生命的病友，挺身而出，感恩捐贈者的同時，也為等待醫療的病友「發聲」。

在這本書中，編輯小組選錄多篇捐贈者與受贈者相見時的「詠嘆調」，歌詠生命的無私大愛與奇蹟。此外，還有發生在醫師與病人之間，充滿鼓舞，攜手為生命拚搏的「生命之歌」。更有醫師、護理師的捐贈分享，親身印證捐髓無損健康的事實。

我們感恩世間有情，人間有愛；更期待有更多的年輕人參加社區驗血活動，成為骨髓庫的志願捐贈者，給未來的自己許一個好願；也祝福每位受贈者早日恢復健康，成為一個對社會有貢獻的人。

【推薦序五】

「醫」生相髓

李啟誠／中華民國血液及骨髓移植學會秘書長

我在二〇〇一年學成後回花蓮慈濟醫院，從那時開始參與骨髓移植，爲病人服務，至今約爲三百位病友進行移植手術。小時候我的成績還不錯，父親鼓勵我往醫學領域發展。不幸的，父親在我十八歲讀大學一年級時，罹患肝癌，才四十出頭即過世，留下媽媽寡母一人辛苦撫養我和弟弟、妹妹。媽媽退休後住臺北，我在花蓮，母子兩地相隔。十年前因緣和合，我前往臺大醫院協助建立骨髓移植病房，才有機會回到臺北跟媽媽同住，互相照顧。前幾年她因爲心臟病不幸猝逝，當子女的我很悲傷，心想該如何效法證嚴上人，以小愛化大愛來回報親恩。

髓緣互助　以報親恩

在臺大醫院那段時間，我負責骨髓移植，有些移植成功的病友很有愛心，像〈雙城記〉這篇故事裡的古小妮，她來自香港，是位虔誠的佛教徒，在臺灣求學後定居下來。她的先生則是虔誠的基督徒，雖然宗教不同，仍然非常恩愛。她罹患血癌，是我幫她治療並移植骨髓成功的，而她的骨髓，便是經由慈濟配對成功。

我猜古小妮的新骨髓，應該是像麵包大師吳寶春這樣的捐髓者捐贈的，因為移植後，她的手藝變得很好，每個月回診都送來很多糕點餅乾。與護理人員分享後，我也會帶回去給媽媽吃，也會請媽媽打電話向古小姐致謝。就這樣，她們兩人成為好朋友。

媽媽猝逝後，我心裡想著還能為她做些什麼。想起她生前也很關心病友，因為知道骨髓移植不容易，每天早晨拜拜時，她都期望我的病友都能移植成功，不要有併發症。漸漸地，母親也跟不少病友成為好朋友。母親在世時，我每個月都會給她一筆生活費，往生後，就以她的名義，設立一個「髓緣互助會」帳戶，每個月存一筆錢，委請古小姐管理。

「髓緣互助會」沒有很大的金額，只有小小的一筆基金，主要是救急，各地病友若有需要，可以有一萬、兩萬元來幫助他們應急。血液疾病的自費醫藥費很貴，希望透過少許的經費幫忙，能夠讓病友暫度難關。

髓緣堅定　不輕言退

一般人罹患血癌的機率非常低，遠遠低於其他癌症。可是一旦罹患，對病患與他的家庭會帶來極大的衝擊。而且，血癌一發病就是第四期，沒有所謂的第一、二、三期，因為血癌是從骨髓長出來的，癌細胞會在全身循環，也可說是到處擴散。化學治療藥效通常比較強，甚至有些血癌患者只能進行骨髓幹細胞移植，才能保命。但即使是這樣，血癌還有相當大的機會是可以根治的，有時好好接受治療、搭配骨髓幹細胞移植，通常有百分之五十的機會可以根治，而且根治率愈來愈高。

骨髓與周邊血幹細胞的捐贈，一般來說安全性非常高。現在全球有一百萬例的骨髓幹細胞移植，一定是捐贈者安全率高，才會進行這麼多的移植。當然，所有的技術不可能沒有任何風險，也有資料研究顯示，骨髓幹細胞的捐贈，危險性是萬分之一；也就是說，每一萬個捐贈裡，可能有一位捐贈者會遇到一些風險，比方說麻醉、過敏、儀器設置等。

我們的團隊必須要有堅強的人格特質，例如必須要有毅力、耐心與愛心，因爲這項工作不容易，又會受到病人與家屬的高度期待，身爲醫師，自己也對這份任務懷有高度期待。雖有風險，壓力又大，但仍要勇敢接受萬一的失敗。

如今慈濟骨髓幹細胞中心成立已二十五年，到目前有超過五千位捐髓者，很幸運地沒有人遇到危及生命的風險。在此勉勵我們的團隊，要像上人一樣懷有愛心與慈悲，盡力而爲，不輕言退縮，繼續爲有需要的病人服務。

【推薦序六】

奇蹟在配對之後

楊國梁／慈濟骨髓幹細胞中心主任

二十多年來，每次拿起聽筒，聽見電話的另一端詢問病人與骨髓捐贈者的配對結果與捐贈者意願時，我似乎能看到對方充滿期望的神情，那是對於生命、對於健康的深切盼望。

上人於一九九三年創立了臺灣唯一的「慈濟骨髓資料庫」，以「落地爲兄弟、何必骨肉親」的理念，推廣招募志願捐髓者，引導詮釋骨髓捐贈的意義和目的，獲得社會大衆廣泛地支持和響應。有意願的志願捐髓者與日俱增，目前擁有超過四十三萬人志願捐髓者的愛心和支持。一九九七年時，基於現實的需要，上人接著成立慈濟免疫基因實驗室（Tzu Chi Immunogenetics Center）。這個實驗室從此負責檢測骨髓移植和器官移植基因配型方面的臨床和研究工作。

因應科技之改良與進步，本中心於二〇〇二年元月開始收集臍帶血，並於二〇〇二年四月三十日，正式改制爲「慈濟骨髓幹細胞中心」，下轄免疫基因實驗室、臍帶血庫、臨床醫學暨研究組、捐贈活動暨關懷組、資料庫暨行政組等五個部門，以正式的非營利組織形式，推動造血幹細胞及臍帶血捐贈。

慈濟免疫基因實驗室在平常的工作和研究中，發現了上百種前所未見的人類白血球抗原基因新的配型，之中有許多是僅存在於臺灣族群特有的基因配型。這些特殊的基因配型也都登錄在歐洲基因資料庫（European Nucleotide Archive）中，並且發表在國際醫學期刊中。這些寶貴的研究發現，有助於捐受贈者間基因配型的比對，也可增進人類學的研究和發展。

慈濟骨髓資料庫成立至今已過了二十五個春夏秋冬，每年有數千位病患透過移植醫院與他國骨髓資料庫，來此尋找適宜的造血幹細胞捐贈者；這數千人中約有四分之一來自臺灣，另外四分之三來自世界各地。一通通的電話、一封封電子郵件，無不帶著強烈期盼與寄望，他們對生命的熱愛，對重生的渴望，總叫人不捨。

慈濟骨髓資料中心具有超水準的基因配型檢驗實驗室，與極具效率的行政團隊，且是全世界唯一有受過訓練的大型志工團隊的資料庫，部門間彼此合作，發揮強大的團隊精神與力量。我們針對每一個個案都是用心對待、謹慎處理，二十五年來達成了許多人眼中幾乎不可能達成的任務，讓上千家庭重拾笑容與圓滿，並將捐贈者與志工們的愛與關懷傳播出去。

五年前成立二十週年時，有個案例至今我仍謹記在心：那是一位高中生，在上大學前確診罹患白血病，需要移植造血幹細胞，卻一直找不到適配的親屬捐贈者，最後向慈濟骨髓中心尋求協助。這些年來本中心絕對不會錯過患者親屬或非親屬間的檢驗。這個案例花了很多時間卻找不到配對，我很好奇是否基因配型罕見，於是要求將這個案全家人的血樣都送來檢驗，卻意外發現父親與孩子的基因有將近全合的比例。因為這樣不放棄地追蹤，讓申請醫院盡速完成移植，救了孩子一命。

那位高中生的父母後來都登記為骨髓資料庫的志願捐贈者，每年暑假，他們都會寄水果到花蓮表達感恩。有一年我將他們寄來的水果分享給學生們，一位學生聽完這個故事後，笑笑地將水果分享給其他人，說：「這些水果，象徵著一位病人因為骨髓幹細胞中心的協助，重獲健康重拾人生，這是他的愛心與感謝。請把這份愛，傳遞給其他人。」

生老病死雖難以掌控，生離死別在所難免，但對於每一個重生的期待，骨髓幹細胞中心的同仁們總是用心對待，希望看到病人恢復健康後露出的燦爛笑容。志工們努力宣導，期待能有更多志願捐贈者加入，希望能有更多白血病患者受益。

目錄 CONTENTS

CONTENTS 目錄

CHAPTER. I

可以重來的人生

複製幸福

文／張麗雲

「我抗癌成功，我的子宮很好，為什麼不生小孩？我要成為標竿！」李倪手捧一對龍鳳胎，迎接新生命的到來，喜悅的心情全寫在臉上。白裡透紅的肌膚，笑起來露出整齊潔白的牙齒，襯托出她的雙頰更為圓潤，李倪彷如一顆太陽，熱力四散，讓身邊的人跟著快樂起來。

健康檢查驗出白血病

外文系畢業後的李倪（化名），曾在私立小學任教，學校要求升學率，讓老師們壓力極大，壓得她喘不過氣來。她每年捐血三、四次，因此拿到榮譽卡，但離職前的健檢報告，血小板、白血球、血紅素卻都出現紅字。看到驗血報告的不正常指數，她誤以爲是自己原有的地中海貧血和太勞累所造成的，校護也告訴她：「妳可能太累了，多吃深色蔬菜就好了！」

後來她辭去教職，休息三個月，開了咖啡店，一圓夢想。新開創事業，忙碌的日子一天一天過，她早已忘記那張很不安全的紅字驗血報告。半年後，無來由地持續發燒，雖服了退燒藥，藥效一退，發燒症狀又起，就這樣反反覆覆拖了半年，人愈來愈清瘦，臉色蒼白，她仍然沒有發現身體已經在敲警鐘。

二〇〇九年三月，李倪與國小、國中同班同學智傑（化名）論及婚嫁。有一天在媽媽陪同下，到臺中榮總進行婚前健檢。報告出來，醫師覺得奇怪，問她們母女：「妳們來做什麼的？」

李倪還嗅不出蹊蹺，回答：「我來做婚前健康檢查。」醫師以爲她是轉院而來，早明白自己的病情。「妳知道妳罹患血癌了嗎？」母女一聽，都愣住了！

醫師接著又說：「妳得了血癌！血癌知道嗎？白血病！」因爲不了解事態的嚴重性，李倪還鎮定地說：「喔！白血病？有聽過！那，我該做什麼？」

醫師要她馬上安排住院，她被留下來了。

事情發生了就去面對

血紅素的正常指數是十二到十五間，李倪已經低到只剩下三．二，一般人可能會馬上昏厥，她卻勇敢地走入診間，一住院又開始發燒。確診過後，李倪才慢慢意會到自己生病了，但天生樂觀的她依然正能量滿滿，「生病了就住院啊！最糟就如此吧！就治療吧！反正到了中部最好的醫院，我還能怎樣？」

在榮總治療一個月後，經友人介紹，李倪轉到臺大醫院尋求配對造血幹細胞移植的機率，她的主治醫師姚明教授，目前是臺大５ＰＷ移植室主任，剛退下亞太區骨髓移植理事長職務，是位虔誠的基督徒。雖然李倪罹患的是文獻上罕見的骨髓性、淋巴性混合型急性白血病，姚明依然告訴她要有信心，願意與她一起走向抗癌之路。

李倪開始進行化療和電療，姊姊也上網查資料，了解血癌其實是可以治癒的。主治醫師姚明將療程解釋得很清楚，不過在還沒有找到配對者之前，一切都是未知數。配對和移植過程是一條漫長路，雖然親友中有反對的聲浪，臺大醫院還是爲她做了一系列的預防性治療，避免她嘴破、口腔黏膜潰瘍、腸胃潰瘍等併發症狀，讓家人和男朋友有信心。「畢竟醫師看過的病例比我們多，臨床經驗豐富！」與家人討論後，李倪決定將自己交給醫師。

從小媽媽教育她們姊妹：「碰到事情就面對，往好處想就對了！」媽媽對李倪姊妹倆的成績要求不高，兩姊妹都認爲人生態度、處事能力比學科成績更爲重要。

「我不必每科都頂尖，但我可以成爲某一科的小老師、班長、社團社長、學生會會長，或是校與校間聯誼負責人。」李倪的一票同學，大多正向、樂觀，成績雖不很突出，但出社會後也都在大企業或出國工作。在她生病期間，好同學們的鼓勵和影響讓她保持正向，不至於太過悲觀。

匯聚的愛翻轉人生

李倪的救星在半年後出現，是一位服務於中國醫藥學院兒童癌症病房的護理師。她深刻了解幹細胞移植是血癌患者的唯一生機，毫不遲疑地答應，也是慈濟骨髓幹細胞資料庫第二千例的配對者，小李倪兩歲，個性一樣天眞樂觀。二〇〇九年十月七日，李倪幸運地移植成功，成爲慈濟骨髓資料庫第兩千例受贈者。一路支持她的不只有原生家庭，還有一直陪伴在身旁的男友智傑。罹癌之前，曾經有一段時間，李倪性子急，心情起起落落，以高標準要求很多事，男朋友卻認爲人生慢慢走，不必求速，小倆口難免爭執不斷。

李倪看過很多情侶，其中一位生病了，另一位基於情義上還是會來醫院陪伴，但往往等到病況穩定後就告分手。她質疑男友的眞心，與其彼此牽絆，想趁著自己生病，倒不如早早分開。

在他們交往期間，男友的家人、親戚在兩年內有五人因癌症、車禍、抑鬱等因素相繼過世，身爲虔誠基督徒的智傑已經爲她築起厚厚的保護層，他告訴李倪：「生病了就醫啊！沒什麼啊！」

不多言的智傑，有一天剔著大光頭出現在李倪眼前，表白要陪她走過坎坷、共創未來的決心。李倪因此信心大增，暗自在心裡設定康復痊癒的目標，並且要求自己訓練體能，希望在一年之內能治癒出院，慢慢回歸正常生活。李倪告訴自己，以後絕不再隨便發脾氣，於是她恢復得比一般血癌患者快，也積極關懷病友。這一場大病如同人生重新洗牌，擁有家人與男友的大力支持，樂觀面對病魔，逆轉勝利，兩人的想法也慢慢磨合，最後終於走向禮堂。從進醫院到移植成功，大約經歷一年二個月的恢復期，她不斷運動保持體力，也將心情調整到最好的狀態，和病友、護理師打成一片，移植後半年內，體能恢復得很快，體重甚至胖到六十公斤。隔年三月，她每天可以固定在跑步機上跑四十分鐘到一個小時，五月就能健康地出國旅遊，而且到上海工作了。

李倪說：「生病對我來講，已經過去了，我現在要幫助正在生病和抗癌的人！」出院後，她與一位自體移植、一直鼓勵她的病友林虹汝共同組成關懷小組，回到臺大醫院病房，以自身例子告訴病友：「我可以！你們也可以！」他們以過來人的經驗，將愛繼續傳下去。

美麗溫暖的恩人，讓她擁有一個家

二〇一六年慈濟骨髓幹細胞中心安排李倪與捐贈者玲眞（化名）參加相見歡活動，但因玲眞的護理師工作忙碌，無法分身而作罷。隔了一年，玲眞依然因工作繁忙無法前來，李倪哽咽地說：「我已經期待一年，也哭了一年了！」慈濟關懷小組的志工洪力淑將話帶給玲眞，玲眞深感不捨，終於答應請假前往。

盼到重生的恩人站在眼前，兩人有著同樣開朗、動人的笑容，互相擁抱，這份喜悅也感染現場所有人。李倪哽咽地說：「感恩玲眞捐髓救我！感謝她，讓我還能站在這裡，還能夠呼吸。感謝玲眞一家人，感恩上人的智慧，讓我們的家庭沒破碎，完整了全家人的夢想！對一個起死回生的癌症患者來說，就像從地獄再回到天堂，有家的感覺眞好！」

李倪向臺下的捐贈、受贈者家庭與慈濟志工們分享道：「經歷多次化療、電療，我恢復得如同正常人一樣，有太多要感謝的人，到了最後我因受髓活了下來……」

搶救一條寶貴生命，玲眞不居功，感性地說：「我們走在路上，看到別人需要幫忙時，都會伸出援手！更何況是生命已受到威脅的人。只要在能力範圍內，相信大家都會義不容辭幫忙。骨髓捐贈並非我的功勞，而是由許多慈濟師姑與師伯共同完成的壯舉，這才是我眞正要感謝的對象。這個世界也因爲有了慈濟而更加美麗與溫暖。」

為成為標竿，鼓勵病友，再接再厲拚生育

結婚後，除了工作，夫妻倆開始旅遊，沒有認眞想過生育，李倪做了基本的婦科檢查，了解子宮狀況良好，懷孕沒有問題。

既然可以懷孕，他們積極尋找人工受孕的相關資料。李倪說：「我要做第一個！我知道有很多年輕人生病了，希望獲得這方面的資訊。既然我的白血病是很頑劣的那種，我又抗癌成功，我的子宮很好，爲什麼不生小孩？我要成爲標竿！」

開明的婆婆沒有給他們傳宗接代的壓力，可是每當她告訴自己：「這次一定要懷孕，一定要……」時，因爲自身有免疫性的問題，血液無法從臍帶供應到胚胎，每次一

懷孕就流產。

夫妻倆做了四次人工受孕，全部流產。後來病友介紹一位專治不孕症和試管嬰兒的翁紹評醫師給他們，李倪開始服用類固醇、奎寧，以降低自己的免疫系統和細胞攻擊胚胎。剛開始一天注射二到三針黃體素，到後期一天一支肝素針劑，以降低血栓，避免影響胎兒發育。

「做試管嬰兒，可減少基因突變，確定生出來的小孩較健康，不會給社會帶來負擔。放輕鬆面對這些事情，小朋友要來就會自己來！」李倪告訴自己心情放輕鬆。除了吃藥，她照常運動、練體能、泡腳活絡血液，服用高蛋白營養食品、該吃的藥。夫妻倆保持平常、樂觀的心情，面對一切挑戰。

一般正常人都很難受孕，更何況曾是血癌的患者。所以當第五次得知自己懷孕時，夫妻倆抱持著保守、低調的態度，戰戰兢兢，一直到四個多月，肚子隆起，被鄰居看到了，才去跟婆婆說。

經營報關行的婆婆個性理性，非常開明。智傑結婚前問她：「媽媽，如果倪倪因爲抗癌治療，沒有辦法生育，您認不認同？如果不認同，我們必須馬上分手！」

婆婆記得曾經諮詢過先生的意見，先生說：「只要孩子好就好了！他們年輕人自己喜歡，未來的事他們要自己去擔代。」後來宋爸爸因爲直腸癌往生了，婆婆失去了摯愛，更能體會兒子的心情。

所以她告訴兒子，只要兩個人在一起快快樂樂，攜手走向未來的生命旅程，那才是幸福！看到兒子媳婦婚後努力做人，她也擔心過，希望他們不要勉強。一直到李倪順利產下雙胞胎，進了月子中心，婆婆才放心。「他們生完孩子後，我才知道倪倪經過五次的努力，創造了兩個新生命！」她說：「倪倪眞的很偉大！她擔心我會失望，這中間的努力過程，並沒有讓我知道。」

二月二十五日，羊水破了，李倪到臺大醫院剖腹生產，婆婆因動小手術剛出院，到兒子媳婦的家住了一晚，那天晚上，她在媳婦的臥室裡看到許多針劑，還有一包又一包的藥，忍不住飆淚。「自己生過孩子，那不是任何一位自然受孕的母親能夠想像的，倪倪的堅強勝過我，我爲兒子高興，爲他的未來、家庭，感到放心！」

兩個家庭的愛，永遠最穩固的靠山

李倪的婆婆很感恩媳婦有一對好父母的陪伴與協助，「我替我兒子感到幸運！我也要感謝慈濟，如果沒有慈濟努力推動骨髓幹細胞資料庫，不知有多少家庭會難過！」

李媽媽曾對李倪說：「只要妳身體健康就好，有沒有小孩無所謂。」後來李媽媽罹患乳癌，李倪安慰她：「我抗癌的時候，媽媽陪在我身邊，媽抗癌的時候，我就陪媽媽！」她對媽媽說：「希望以後我也有一個小孩能夠像我現在陪妳一樣，可以陪我去逛街、出國、陪著去旅遊啊！」

早產的雙胞胎，健康可愛，李倪和媽媽一人照顧一個。新生兒的到來爲家庭帶來朝氣與喜悅，與姊姊的三個孩子作伴，全家都感到欣喜不已。有了新生命，李倪也有更多的話題與病友互動。

「當年我抗癌的時候，護理師對我說，妳看人家隔壁床的，血球剩下四十顆還在跳！」等到她恢復健康回診時，醫師反過來跟她說，「妳去關心一下那位病友……」後來她才知道，當他們看到戰勝病魔成爲標竿的病友，會對自己更有信心。

雖然嬰兒出生時才一千三百六十幾公克，女嬰有黃膽、男嬰也動了疝氣手術，但其他方面都很健康。李倪手捧雙胞胎，笑得臉頰圓潤又明亮，從抗癌、移植成功、到產下龍鳳胎，她相信好運是可以複製的！一路走來貴人無數，她也要把這份好運，複製給其他努力生活的人！

拾·光 病房日記

文／朱頤

二〇一七年十一月十二日，三立新聞獨家報導了一則感人的故事。新聞標題是「血癌男孩奇蹟重生，一〇一告白捐贈者」，內容是臺北一〇一大樓首次開放電子許願牆，接受大眾投稿，一位陽光帥哥朱頤在該年二月確診罹患血癌，所幸找到百分百配對吻合的骨髓造血幹細胞捐贈者，順利完成移植手術，也康復了。朱頤公開感謝這位捐贈者的投書：「感謝我的骨髓捐贈者，讓我能重生！」這份投書，如願在週六晚上出現在臺北一〇一大樓外層的巨型電子看板上。朱頤曾在國外唸書，人生正要起步，卻面對這樣的嚴峻考驗，他在治療期間不忘寫下心路歷程，希望找到志同道合的病友，呼籲更多人加入骨髓捐贈驗血，讓血液疾病患者都能跟他一樣有接受移植的機會。

我以前是一直以成功、頭銜、錢為導向的人，本來想在臺灣短暫待一下後，要再次出國，要繼續掙錢。得了這場病後，我發現，眞的不要以健康買金錢，然後再用金錢買健康。

二〇一七年春節過後，我開始出現乾眼症症狀，咳嗽感冒治不好、易喘、骨頭痛到沒法睡好覺、腳起血點，感覺全身不對勁。在進進出出各科小診所兩週後，有一天，我頭暈目眩，開始乾嘔，在臺北馬偕急診室被驗出「急性骨髓性白血病」，馬上轉ICU加護病房。

為什麼是我？做化療期間我常這樣自問，後來想想，也許我是有使命的。我知道得血癌的機率跟中獎一樣難，我沒有中過樂透頭彩，結果卻中了這個大獎（血癌），持續思考之後，我想如果我撐得下去，就可以為血癌患者發聲。

二〇一七年十二月二十一日

離鄉十年，今年因罹患血癌回到花蓮，在慈濟醫院血液腫瘤科隔離病房，前前後後奮鬥了十個月，最近終於可以不用居家隔離了，能在花蓮市區走動重拾遺忘的記憶。臺灣有慈濟眞好！我這條小命是他們幫忙救回的，萬分感恩。

慈濟有「全球」最大的志工團體，遍及全世界。之前，我被他們的國際救援行動所感動。現在才知道，二十五年前上人就有先見之明，成立臺灣第一所基因骨髓資料庫，也是目前臺灣最大的。我也因此能從他們一步一腳印建立的血液檔案中，找到十萬分之一的骨髓配對，並且移植成功。（打字至此，淚流不止）

我覺得到目前爲止，我是還算成功的案例，因爲有很多的血癌病友，在這個漫長的過程中，不是沒有找到配對，就是找到配對但捐贈者體檢沒過，或是不願意捐贈。我想呼籲社會大衆，把「捐髓」這件事當成是社會責任的一部分，是文明的公民社會必須擔當的責任。

二〇一八年一月八日

我曾經聽過一段話，「對已經很努力的人說加油，是一件非常沒有禮貌的事」。只要說「辛苦了」就好。

我眞的感同身受，從得癌後第一篇po文我就說我是個戰士，不須憐憫我。親朋好友來探訪我，我也感覺他們在乎我，卻不知道在這種情況下要說什麼。有人會說：「你要好好加油！」但那時的我眞想回：「我現在不就正在努力加油奮鬥嗎？你看不出來？」下次面對抗癌鬥士們，請說：「辛苦了」。這三個字的意義很大，因爲代表你的努力別人也看見了。

當我在移植室排斥反應加強、上吐下瀉時，醫護人員破例讓妹妹進來，給我強心針、愛的打氣。

二〇一八年一月十日

之前我完全以工作爲重，我想要在大公司工作並擁有顯赫職位，這是我對成功的定義。

被診斷出血癌後，在一次醫師的訪視時，他問我：「你有任何宗教信仰嗎？」我回：「沒有。」他說：「你現在最好有個信仰。」醫師也無法確定我是不是能撐過這一切。記得在第三次化療後，我和爸爸回到家，我們的心情都相當凝重，因爲不知道下次我還有沒有機會回家。

我一直很正向地奮戰，同時也在爲最壞的結果做打算，準備好好面對死亡。在那段時間，我讀著大家寄給我的打氣卡片。這些卡片提醒我，我不是孤軍奮戰，我是被大家愛著的！

在化療階段，我不清楚什麼在前方等我。醫師們爲我和妹妹做了骨髓捐贈基因檢測，但我們不合。接著他們去骨髓資料庫尋找適合的配對，很幸運地找到一筆資料，與我配對成功，但我不敢興奮得太早，因爲好事總是多磨。接著醫師說捐贈者確定是健康的，骨髓移植確定會進行。

這帶給我希望。我彷彿看到隧道終點的一絲亮光。

二〇一八年一月十一日

在造血幹細胞移植當天，我永遠忘不了和老爸一同經歷了最親近的時刻。在罹患血癌前，我和老爸不是那麼親近。十年前離開臺灣時，我對他有心結。就在我進入手術室的前一刻，他對我說：「我相信你所做的一切。我以你爲榮，我以你到目前爲止所達成的成就爲榮。」

我重獲新生了！我再也不憧憬到大公司工作了。我學會活在當下，想要把時間花在有意義的人事物上，同時也找到我的人生目標——爲血癌病患發聲。鼓勵人們捐血，只要10 c.c.，你的血液就能進入骨髓資料庫，幫忙拯救一條生命。我知道我可以用我的正能量，爲大家帶來希望。

二〇一八年二月二十三日

今天是我確診急性骨髓性白血病一週年，昨晚沉澱整理思緒。首先，我還活著！誠心感謝各界的關心與關注。其次，萬分感謝我的骨髓捐贈者。我現在能在餐廳享受晚餐，這麼看似平常的事，是我半年前不敢奢想的情境。最終，很高興現今的我，是發自內心、快樂滿足的。數位遊牧自由工作者的轉捩還滿順利的，也正在做許多有意義、散播大愛的事。

謝謝大家。

一個有影響力的「血．拾人生」社團在社會中傳遞更多正向力量。

二〇一八年六月六日

這幾天突然又看到國中課本上的〈麥克阿瑟將軍爲子祈禱文〉，事隔十五年再回頭看這篇文章，我有點嚇到，是我內心的投射嗎？怎麼感覺是爸爸想對我說的話？（現在是在父子放閃嗎？）

主啊！懇求祢教導我的兒子，使他在軟弱時，能夠堅強不屈；
在懼怕時能夠勇敢自持，在誠實的失敗中，毫不氣餒；
在光明的勝利中，仍能保持謙遜溫和。
懇求塑造我的兒子，不致空有幻想而缺乏行動；
引領他認識祢，同時讓他知道，
認識自己乃是真知識的基石。

主啊！我祈求祢，不要使他走上安逸、舒適之途，
求祢將他置於困難、艱難和挑戰的磨練中，
求祢引領他，使他學習在風暴中挺身站立，
並學會憐恤那些在重壓之下失敗跌倒的人。

主啊！求祢塑造我的兒子，求祢讓他有一顆純潔的心，並有遠大的目標；
使他在能指揮別人之前，先懂得駕馭自己；

當邁入未來之際，永不忘記過去的教訓。
主啊！在他有了這些美德之後，我還要祈求祢賜給他充分的幽默感，
以免他過於嚴肅，還苛求自己。
求祢賜給他謙卑的心，使他永遠記得，真正的偉大是單純，
真正的智慧是坦率，真正的力量是溫和。

然後身為父親的我，才敢輕聲說：「我這一生總算沒有白白活著，阿門！」
（爸爸應該會以臺語詼諧地講「感謝」）

接到病危通知，天生樂觀的我雖然害怕，但知道要坦然面對、抗戰。我很慶幸不是在待過八年的美國發病，也不是在醫療缺乏的待開發國家出生，而是在有全民健保、醫療體制世界前段班的臺灣發病。

再次感謝臺北馬偕張明志主任，以及我的主治醫師黃威翰醫師。感謝上人先見之明，在二十五年前衛福部與六大醫院都不敢接這賠錢案子時，創立了慈濟骨髓幹細胞中

心。

二〇一八年六月八日

骨髓移植後近半年，剛從花蓮搬回臺北的我，失眠已第二夜……

習慣右側睡的我閉起眼，腦中浮現的是病床的塑膠欄杆，欄杆外隔著小走道的是慈濟醫院提供陪伴者休息用的、約一百五十公分乘七十公分的陪伴床。看著身高一百八十公分的爸爸，拱著腳蜷縮著身體睡覺，實在不忍。爸爸知道我怕吵，所以他都淺眠，自我訓練到只要一開始打呼就會翻身，而且還要小心翼翼地翻，想盡辦法不要吵到我。

如同志工所說，照顧者有時壓力比病人還大，也很辛苦。有一位從中部到異鄉花蓮做骨髓移植的六十歲婦人，同齡的丈夫在慈濟醫院兩公里外租了小套房，天天自己採買食材、動手煮，然後騎著機車爲老伴送食物。有次颱風來襲，颳風又冷又下雨，護理師請他搭計程車，他卻說：「淋一點雨，不算什麼。」不畏風雨送來的清粥及燙時蔬，是親情，是眞愛。

謹以此文獻給所有陪伴者，你們辛苦了！感恩！

二〇一八年六月二十八日

嗨，大家好，我的血癌復發啦！重生後的我，聽從醫囑一年內不能從事正職，所以自作聰明地把自己打造成「數位遊牧」自由工作者，殊不知自由工作量時高時低，把自己弄得比正職壓力還大。

不過我自豪的是，重生後的我都是做我認爲有意義、對社會有貢獻的事，我參與了以下幾件事：

1. 血．拾人生：專爲血癌病友打造的資訊及互助平臺。
2. 義務以英語報導花蓮地震：當英語新媒體特派，並記錄美國新住民老闆的故事。
3. 無國界醫院：以柔性策展形式，在日內瓦柔性聲援臺灣重回世界衛生組織，向世界宣揚臺灣的醫療。
4. 北市府國際事務組英語顧問（外包廠商）：我見識了臺北市突破中華民國外交的窘境，以市民身分協助落實城市（次國家）外交，並與姊妹市實現經濟、文化、藝術、科學、體育的實質交流。
5. 韓國綠色景點訓練：雖然臺灣無法加入聯合國，但我們周遭其實有很多可以媲美聯合國教育科學文化組織的有形、無形文化資產，本想受訓並推動旅遊，向世界宣揚臺灣的美好。

不顧前輩們的建議，沒好好靜養，有時作息不正常，沒照常吃三餐……這是我自己闖的禍，只能麻煩主治醫師黃威翰，再次幫我撿回這條小命。我是一位戰士，請以同理心爲我打氣，不須同情、憐憫我。

有岸就有望！

身為陽光戰士的頭號啦啦隊長，朱爸爸是以什麼樣的心情，來陪伴他心愛的陽光戰士，一起奮鬥呢？他說：「有岸就有望！」

「一個寧靜的午後，朱頤的外婆從臺北打電話來，跟我說：『你聽著，我現在要說的事，你一定要冷靜，聽我把話說完……』，當時我傻掉了。」回憶那天，朱爸匆匆趕上火車，抬頭見是一片陰沉厚重的烏雲，北迴線上火車疾駛而過，從車窗望向太平洋，大海無邊，前方渺渺無涯，是一個未知的未來，是看不到彼岸的境相。眼前他心裡的感受是：絕望。

車行清水斷崖，經過一個又一個黑暗的山洞，心情盪到谷底。隨著山洞的黑，轉進蘭陽平原的一片田園景致，悲傷的心情稍微有點平靜。朱爸的眼神依舊無神呆地望窗外，淚水流個不停。不知過了多久，海面上出現一座小島——龜山島。這座平凡無奇，過去從不在意的小島，卻給了他小小的希望。「因為有岸！」眼前的大海見著了陸地，沉溺的心，有了可以登上的岸，就是有救了！

「當醫師跟我說他一定要進行移植才能保命，聽說機會很渺茫，十萬分之一的機率，慈濟骨髓資料庫裡有四十幾萬筆，才配到一位，所以朱頤配對的機率是四十幾萬之一。後來當醫師跟我們說對方願意捐，身體狀況還不錯，體檢也過了，當下我跟朱頤兩人抱頭痛哭，好像突然看到龜山島一樣，看到岸，有希望了！那時候才知道，骨髓捐贈對血癌病患跟他的家人有多麼重要。」

移植室外有個僅一公尺寬的長廊，大片玻璃窗隔離了兩個世界；一邊是等待，一邊是煎熬，只能透過對講機對話。朱爸準備一張折疊躺椅，把躺下的傾斜度設定在兒子躺著時看得到的高度，讓他知道，不管何時爸爸都陪著他。

二次移植前一天，單親的朱爸跟兒子說：「加油，醫師說這次比較艱難，九年前我們家已經有一個缺口，我們不能再失去你，你不能再讓我們家有缺口。」說完，

等待，未知的未來。好像突然看到龜山島一樣，有看到岸，有希望了，我那時候才知道說，骨髓捐贈對一個血癌病患跟他的家人是有多麼的重要。

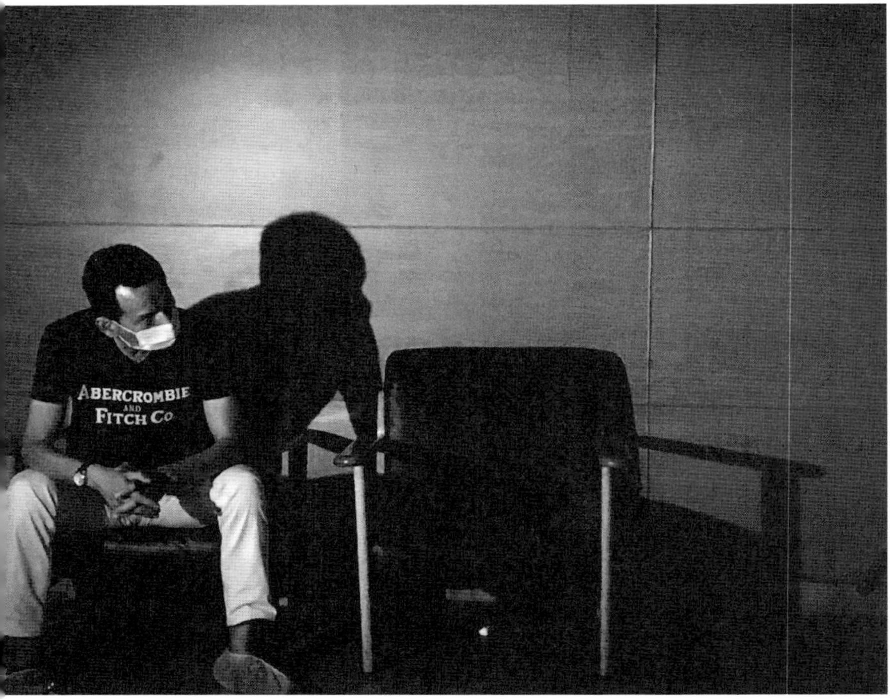

淚水再度流下，他趕緊擦乾眼淚，就怕朱頤看見他的傷心。

到底病苦有多痛，朱爸很想知道，所以他在朱頤移植前，去做兒子一直想做的刺青，朱爸在手臂上刺了兒子的英文名字「Chu Yi」。他想跟兒子說：「不要放棄，你一直在我心裡！」說完，朱爸做了鬼臉，笑說：「好在我有先見之明，只幫兒子取單名，刺青真的很痛！」父子倆，在彼此面前裝堅強，各自以輕鬆微笑遮掩脆弱的心情，只擔心對方不好過。

二〇一八年八月十二日，正在隔離病房準備二次移植的朱頤說：「我想對走出來的我說：『很棒，就是這樣，關關難過關關過，不要急於一時，活在現在。』你們等著我，我會走下去的。」（紀錄／劉蓁蓁）

圓滿生命的烙印

文／林真福醫師

「學長，抽血結果發現很多巨核不成熟的白血球而且血小板的數目也很低……」

「應該是左肩關節發炎嚴重引發敗血症狀吧？」

「學長，我可以很肯定地告訴你，孩子罹患了血癌！」

「不可能吧？怎麼會發生……」

二〇〇九年九月，我在急診室接受到學弟的告知，我的孩子被初步診斷是急性白血病（俗稱血癌），和一般家屬沒有兩樣，身爲醫師的我這時才深刻感受到「告知實情」的震撼和不知所措。

當醫師被告知實情之後

身為醫師，對病人告知實情，是很嚴肅的醫學倫理課題。病人和家屬有被告知實際病情的權利，醫療人員也有必須誠實告知實際病況的義務。但在臨床工作上，我們常會遭遇到病人應該知道多少、家屬希望自己的家人被告知多少的問題。

被告知全部病情，對病人心理的打擊和影響，不是告知者能體會的。更何況，要被告知實情的對象竟是「自己的孩子」……

在沒人的角落，我倒吸了好幾口氣，強忍吞下汲滿在眼眶的淚水；稍微整理自己混亂的思緒，盤算幾分鐘後要如何面對自己心疼的孩子；我和太太都了解他是個聰明又心思細膩的孩子，隱瞞病情絕對會傷害他對我的信任，告知實情又擔心對他的衝擊，可是接下來，馬上就要接受手術和骨髓穿刺採樣……

趁著家人都不在床邊，我獨自面對滿臉狐疑的小孩，「孩子，你得了血癌，我們很快就得接受治療。」

「怎麼會是我！怎麼會是我？」我只記得他喊了這兩句後，就淚流滿面、不能言語。我靜靜坐在身邊看著他，擦拭他臉上的淚水，祈盼我告知實情的決定是正確的。

過了幾分鐘，孩子狐疑愴惶的臉慢慢鎮定下來。接著他很有條理地問我有關血癌的治療過程，我用對血癌有限的認識，約略告訴他之後必須面臨的挑戰。可是他卻用很堅定的口氣告訴我：「爸爸，我答應你接受所有的治療，你唯一要保證的是，絕對不能傷害我的腦！我還有很多事想做。」

我真的感到非常幸運，孩子很快在一個小時內，從震驚、否認、憤恨，到妥協、接受、配合治療。從那天開始，我們就一起面對所有既漫長又艱辛的治療過程。當然在很多類似不幸的情境中，家人和病童都需要更長的時間，去面對罹患血癌的心理衝擊，甚至發生排斥及延誤治療的決定。

也許，我們告知實情這件事不能適用在每位病患身上。但是，我覺得罹患重大疾病是全家人的戰爭，需要全家人一起奮鬥。如果由病人或是家屬單獨來面對這場戰爭，絕對是備極艱辛的。所以家人和病患能盡早共同走出癌症病情告知的五個心理期，對積極正向面對治療過程是相當重要的。

全家人一起走進抗癌計畫

第二天小兒血液腫瘤專科同事就對孩子執行骨髓穿刺，抽取骨盆腔內的骨髓組織，做出病理學上最確實的診斷。原則上，急性白血病分爲淋巴球性及骨髓性兩大類，但臨床症狀上是無法分辨類型的，孩子會出現發燒、骨頭疼痛、倦怠、牙齦流血等症狀。因爲不同型態或基因型的白血病，對化療藥物反應和疾病預後會有很大的差異，所以接受骨髓穿刺、檢查骨髓組織，是提供臨床分期和治療最重要的依據。

因爲早期就醫和診斷，所以孩子很快就可以接受化學藥物治療。骨髓病理結果報告也很快就出來了，雖然不是最不好的細胞型態，但基因分析上是屬於比較容易復發的分類。因此，孩子、我們和兒癌專科醫師決定在化療發生效果後就進行骨髓移植。

化療是白血病治療上很重要的步驟，除了要關心孩子對藥物的反應外，我們最注意的就是：在這段期間要避免孩子發生感染等嚴重併發症。我們就把十五歲的孩子當作新生兒般照顧，尤其是戴口罩、洗手、飲食衛生等，深怕一不小心，因爲白血球下降而導致感染，不僅會有生命危險，也會延誤後續化療的進程。

化療過程會有掉髮、胃口不佳、噁心嘔吐等問題，這些我們都事前和孩子說明，讓他有心理準備，加強整個療程的配合度。有了心理建設的孩子，在開始掉髮時還自嘲說：「我快變禿頭了。」甚至答應把頭髮剃光。

造血幹細胞移植是我們對白血病能痊癒更放心的治療，因爲孩子的血球能透過成功的骨髓移植，全部汰換他原本自身的血球細胞，可以預防復發。骨髓捐贈者從勸募、建檔、檢體儲存、配對、聯絡到完成捐贈，需要完備的管理系統和龐大的人力。捐贈者在捐贈前也須調整自己的生理狀態、接受白血球生長激素注射，捐贈當天要自周邊靜脈或動脈完成周邊造血幹細胞收集。

證嚴上人慈悲地成立慈濟骨髓中心，就是一個默默提供骨髓救命的大功德。也因爲有了慈濟骨髓中心，我們和許多其他受惠的孩子，才能保有家庭圓滿的希望。社會上總是存在一些不同的聲音和指正，但不正確的消息，影響的不只是這個中心的聲譽，也會減少骨髓捐贈意願。實質上，無法拯救生命和造成家庭遺憾，才是社會上更要重視的。

骨髓移植過程遠比化療艱辛，不僅是治療的挑戰性更高、需要的醫療團隊資源更大、照顧的複雜性更多，孩子在移植病房待了十三天才轉到一般隔離病房，又住了三十二天。在恢復期間雖然也歷經很多問題，但孩子說只要不住進移植病房就好。

不，你一點都不麻煩

住院快一個月了，江醫師終於同意讓孩子出院。那天值班回到家雖然很累，但想到早上可以和孩子一起吃早餐，內心就滿懷期待。可是一大早，到孩子房裡，看到的卻是床頭散落沾著血漬的衛生紙，原來凌晨以後，他鼻血不停地流，但卻不忍心叫醒我們。

我們夫妻分工，一個扶孩子上洗手間清洗，另一個更換乾淨床單。心裡想著還是先把孩子送回醫院。孩子突然臉色蒼白，坐在馬桶上昏厥。慌忙中把孩子抱回床上，我趕緊對他施行急救及注射點滴。很快的，孩子甦醒過來，看著我在他的左手手背上扎針，以微弱的聲音說：「爸爸，我很麻煩呵……」

「不，你一點都不麻煩。」

坐上救護車，按壓著鼻子，看著他的呼吸，聽著急促的心跳聲，我們就一路鳴笛急駛」從臺南開往三百公里外的林口長庚醫院。記憶裡，這是我們在治療過程中最驚險的一次，換來的是我們對病情更謹慎、更有耐心的態度。照顧白血病的孩子沒有小心，只有最小心；也沒有麻煩，只有做父母的責任。

孩子受傷害了，是父母心中永遠的痛。他甦醒過來時對我說的那句話，至今依然不時撼動著我，不能自已……「孩子，你一點都不麻煩」，是我們對你一輩子的承諾。

神蹟與科學之間

一直以爲自己是學科學的人，相信「人定勝天」。神蹟是留給那些沒有自信、相信運氣的人。可是聽到自己的孩子被診斷出罹患血癌的當下，才深刻體會會什麼是六神無主。接著聽到醫師同事說，根據科學經驗，這種癌症的治癒率是五成時，才恍悟明年這個時候，我只有百分之五十的機會，可以繼續擁有我的孩子；科學不能給我一半的孩子，一年後我只有全部擁有，或是完全失去。

我開始能夠接受妻子求助神蹟。祂告訴我們不要擔心，只要能撐過過年就會沒事，不過這一年會非常艱苦、折騰，祂也鼓勵我們要繼續接受醫師的治療，自有貴人相助……後來我發現，妻子變得比我還有信心、更堅強，她信任科學，也相信神蹟。每當發生病情急劇變化的時候，她反而來安慰快要失去信心的我。

好不容易我們撐過來了，孩子也漸漸穩定。過程中，我們也順應「祂」的指示，做了一些改變，不變的是，我們都信任科學，也相信神蹟。也許有些改變，在長輩的心裡還是無法接受，但神蹟在過去的這段時間，的確給予我們很大支撐和信心。

在國外留學的過程中，美國導師卡杜錫克（Dr. Katusic）常告訴我們的是：「努力做你該做的，其他的交給上帝！」我到現在才能體會，要成為一位有智慧、謙沖的科學家，一定不能完全相信「人定勝天」。

當你在人生中發生任何重大變故時，唯一能夠帶領你走出困境的，就是「信」，不管這信心是來自對神蹟還是科學的信任，用心體會「信任科學，相信神蹟」，因爲我相信，神蹟與科學是並存的。

血癌的烙印，學會對生命感恩

終於，把小孩送進開刀房，接受移除置放兩年的Port-A手術（Port-A是放置在癌症病人中心靜脈的導管，在進行化學治療時使用）。手術進行得很順利，細心的外科醫師還把上次手術遺留下來的疤痕處理平整。

手術前問了孩子，是不是拔掉Port-A就可以更自由地活動左肩，他回答：「肩膀已經不會有任何局限，但是移除之後，心理上會覺得比較踏實、安心。」

血癌在孩子身上留下不少的烙印——左肩關節炎、Port-A、脆弱的皮膚、背部和四肢的擴張紋、衰竭的心臟、雙側股骨頭壞死、澎捲的頭髮和瘦弱的身軀。在他堅強的意志，永不放棄的努力，和我們細心地呵護照料下，這些印記有些已逐步緩解，甚至消除。但有些將會永遠烙印在他的身上，那些烙印在他心底的堅強意志，會讓他飛得更遠、更平穩。

這些烙印，是經過許多不可言喻的艱辛歷程，幾經危急的病況和無止境的莫名恐懼……但是，我們在其中得到安慰和感恩。每次只要是病情穩定順利出院，我們都能體會到渡過難關的喜悅。在一一解開這些血癌烙印的枷鎖之後，希望我們的孩子能更自在、更無後顧之憂地展翅翱翔。

從血癌、骨髓移植到重生

如今孩子已經痊癒，也朝著他習醫的理想努力。身爲父母的一定會憂心孩子的體力不好、抵抗力不足、怕他累，但該放手讓他去獨立完成人生願望的時候，就要支持他。經歷病痛的孩子會更懂得把握機會，過度呵護可能反而會讓孩子止步不前，也唯有讓他有醫學的專業，才能眞正代替我們照顧他往後的日子。

我們從這次的經歷中，眞正學習到感恩，別以爲任何事和一切資源，都是理所當然。我們深深感謝孩子自己的努力、家人的堅強支持、醫療團隊的細心照顧、捐髓者的愛心、上人和慈濟骨髓幹細胞中心的慈悲。期待的不只是孩子健康成長，更期待我們能爲不幸的病童挽起袖子、貢獻我們的感恩心。

經歷每個治療、每個等待、每個祈禱，都是刻骨銘心的記憶。我和妻子感念證嚴上人，慈悲成立慈濟骨髓幹細胞中心，拯救了我們的孩子。我很願意分享我對慈濟骨髓捐贈志業的感想。我雖然是醫事人員，但在孩子生病前，我對病人每句安慰話，都只是從「口中」說出。在孩子生病後，我對每位病童的病痛都感同身受，要把孩子安全地交還父母手上，是我「用心」說出來的。

同樣的，對骨髓捐贈者的感佩更是無以復加。更希望自己能幸運地比對成功，在健康之年能成為捐髓者，快樂救人，圓滿不幸的家庭。每年參加捐髓、受髓者相見歡活動，都感動不已，很希望能早日帶著家人，向孩子的捐髓者說聲感恩，感謝。

我個人並沒有很高的宗教熱忱。但我知道上人成立骨髓資料庫、幹細胞中心，是為了救人，圓滿更多家庭。也許有人對骨髓資料庫的運作不夠了解，因此存在許多誤會。但我私心認為，上人在意的一定不是部分大眾不諒解，而是「捐髓救人不能停」！

人類與疾病的競爭永遠不會休止，只希望能以更多的圓滿來取代缺憾。我們可以承擔責難，只求成就所有的圓滿。

真誠地再一次獻上我們的祝福。

雙城記

文／李啟誠

這是一個在香港出生，在臺北重生的故事，故事主角妮妮（化名）在人生最美好的年紀罹患血癌，璀璨人生掉入面臨死亡的黑洞，就如狄更斯在《雙城記》中所寫的：「這是一個最光明的時代，也是最黑暗的時代！」不認輸的她，就此展開了一場非比尋常的旅程……

風暴來襲

從香港嫁來臺灣已三十六年的妮妮，手裡點著鈔票，笑得闔不攏嘴來。自從來臺灣就讀中原大學，接受同校來自南部高帥的老公小谷（化名）的追求，中壢就變成她的第二故鄉。老公有電子機械的背景，搭上臺灣那波快速成長的半導體產業，小谷搖身一變成爲人人稱羨的竹科新貴，每年調好幾次薪水。不過小谷也很快變成爆肝一族，鎮日早出晚歸，一雙兒子都以爲爸爸是小偷，每天早出晚歸、神出鬼沒、緊張兮兮地，幾乎把家當成旅館。顧家的小谷決定急流勇退，才四十歲就辦退休，與英文嚇嚇叫的老婆大人開起國英數理化全能的補習班。

「錢，雖不再像打開水龍頭般流出來，卻也有如涓涓細流地流進荷包。」妮妮暢快地想著，小倆口恩愛地一起創業，歲月靜好，臺灣、香港都這麼美好啊！歲月在四季更替中流逝，原本以爲會一直幸福無憂的生活，竟也遇上了人生風暴。

一天早上，國泰醫院的宋主任把小谷叫到病房外窸窸窣窣講了一堆，他走進病房，妮妮就看到高壯的小谷臉上掛著兩行清淚，活像韓劇男主角聽到劇中女友得到致命血癌的場景……

不！眞的罹患血癌了！

「同學，我得了血癌！」妮妮決定通知好友們。

「我還中了樂透呢！」旅居加拿大的大學死黨沒好氣地說。

「醫生說我得了血癌，哈哈……」妮妮想表達內心的樂觀。

「妳得了血癌怎麼還會講電話，中氣十足地像個瘋婆子？還笑得出來？」閨蜜用罵的表示內心忐忑。

「阿香，我跟妳說，我們當年一群死黨離鄉背井到臺灣求學，妳就幫我跟香港還有全球的同學通告一下，說妮妮得血癌了，但本姑娘會勇敢地接受化學治療。」

妮妮也不知宋主任在急什麼，他不是血癌的專科醫師嗎？卻一直說這種血癌很難治療，非要骨髓移植不可，就把她轉到臺大醫院唐教授的團隊來！

第一次在臺大12C病房與唐教授見面時，妮妮腦袋一片空白，心想要剮、要「ㄊㄞˊ」（臺語）、要化療、要移植，悉聽尊便！沒想到唐教授眞如高明的屠夫般，一副冷靜的神色，轉診病歷翻來覆去，又瞧瞧她，再低下頭沉思，最後抬起頭來直視她。妮妮有點畏懼地退縮了一下，心想該不會沒希望吧！還好唐教授說：「妳必須做化療加標靶藥物治療，最後還要做造血幹細胞移植。」接著，他欠個身移開，露出身後初次相見的李啟誠醫師，「我請我的第一高徒來幫妳擬定所有治療的細節。」

原來傳說中來自如蓮花般盛開的慈濟李醫師現身了！瞬間，妮妮心裡點頭如搗蒜，「我願意，我願意！」也不管站在旁邊不停地整理病房，深怕愛妻化療後容易受到感染的小谷。

費城染色體

急性淋巴性血癌發生在像妮妮這樣超過四十歲女士身上，是一項不容易的治療任務，加上妮妮的血癌還帶有一種「費城染色體」的基因，非得同時化學治療搭配服用標靶藥物不可，最後還要接受造血幹細胞移植才能畢其功於一役。

然而第一階段的化療就把妮妮打出脆弱的原形，再也搞笑不起來，鎮日病懨懨地蜷縮在病床上。妮妮唯一能堅持的，就是保持她高雅的氣質，胃痛之餘仍對護理人員擠出微笑。小谷索性關掉補習班，駐守醫院全職照顧太太。

傻人自有傻福，妮妮第一階段的治療頗爲成功。她在醫院混熟了，竟也升格爲「老鳥」。一日住進一位年輕有爲的企業家「豪哥」，第一個寶貝兒子才出生滿月，自己就得了「急性骨髓性血癌」，慕名唐教授的團隊而來，聽完李醫師的病情說明之後，不禁淚漣漣……。妮妮看不慣他每天以淚洗面，又心疼比自己年輕的豪哥飽受罹患血癌的驚慌害怕，常常推著點滴架主動過去串門子。

妮妮準備要骨髓移植，聽李醫師說幹細胞移植的配對以兄弟姊妹爲佳，本已入籍美國多年的哥哥，立即藉搭機抵臺，火速趕來臺大醫院抽血做HLA免疫基因配對。

檢驗結果，血緣相近的兄長槓龜了，反而在無親無故的慈濟骨髓幹細胞中心，配得一拖拉庫的潛在HLA相合者，算是真的「嫁」給臺灣了。這時候李醫師又翩然出現，本想學唐教授「不苟言笑」，結果三言兩語就破了功，李醫師想表達尊重妮妮的選擇，提到香港的醫療技術也很好，可以回家鄉做移植，慈濟可以把造血幹細胞送到香港。

「老娘就賴定你這位李帥醫師了！」妮妮在心中大聲呼喊。李醫師其實心裡有苦說不出，因爲這類血癌特別頑劣，病人不是撐不過殲滅化療的毒性，就是移植後很快又復發，深怕萬一缺乏天時地利或八字之合，病人就會有不測。本想拐騙後送回香港，沒想到妮妮對此地的醫療照護很滿意。

「好吧，我跟妳說，因爲妳年過四十，年紀不小了，我們還是做迷你移植，先求活命，留得青山在，移植後再來誘導排斥反應，藉著強化健康捐髓者的細胞，來排斥妳身上可能還有潛藏驗不出來的癌細胞。」

不知道妮妮聽懂不懂，反正，她又雀躍地說：「我願意！」

我願意啦！

看著那來自慈濟骨髓資料庫、陌生男孩愛心滿溢的鮮紅幹細胞沿著導管一點一滴流入體內，妮妮激動地眼眶盈滿淚水。身旁那高帥的老公小谷，又重回溫情滿懷的風度翩翩美男子了，不僅跟李醫師成為好朋友，也常像大哥哥一樣慰問護理師們的辛勞，溫言暖語地感恩、鼓舞她們，更常三不五時代表熱情的妮妮去關懷新來的「學弟妹」們，舒緩他們的焦慮，並以過來人的身分，分享經驗。

「妮妮，妳接受的是迷你移植，現在初步移植都成功了，二〇一二年七月二十七日就是妳另一個生日，妳要感恩跟妳非親非故的捐髓者喲！」目前一切圓滿成功，妮妮答應醫師早點出院，讓出病房給其他病人。

「妮妮，妳這類型的血癌，即使是幹細胞移植後，復發的風險仍很高，最好是能誘導出適當的排斥反應，讓捐贈者的正常免疫細胞來排抑癌細胞，這樣長遠來說比較不會復發，但是妳要忍受初期的排斥反應，有不舒服，就要提早回診！」李醫師又千叮嚀、萬交待。

「我願意。」妮妮帶著李醫師贈給她的封號：「中壢之花」，快快樂樂地回家了。

「咦，皮膚怎麼最近一直在發癢，而且冒出一片一片的紅疹……」八成是發生排斥了。妮妮跟老公想多忍一下，一方面排斥多、抗癌力愈強，一方面也不想太早去煩李醫師，讓醫療資源多讓給需要積極治療的病友。

「啥米！」看到妮妮全身紅通通地被緊急送來醫院，李醫師的眼珠子差點掉下來，「再晚一點來，可能這排斥就失控救不回來了。」傻人有傻福，經過住院調理，再度贏回「中壢之花」的封號。

「啥米！」這回換妮妮大叫，「我要洗腎？」有一天，李醫師愁眉苦臉地來查房說：「你們雙方血型不一樣，沒想到妳移植前的抗體太多太強了，一直頑強抵抗捐贈者的紅血球，讓他的紅血球在妳身上長不起來，我來幫妳做血液透析，像洗腎一樣洗掉妳多餘的抗體，那男孩的紅血球保證可以在妳身上長好長齊。」

「我吶ㄟ嫁派命！」，說著不輪轉的臺語，妮妮跟其他病友分享，明明腎臟很強，右側鼠蹊部的大靜脈卻被插了兩條洗腎管。血液透析了一星期，還好，洗完後健康的紅血球果然長出來，再也不用輸血了！

髓來關懷

「我想要認李醫師爲大哥！」妮妮跟小谷說。小谷說：「我也要！」妮妮常看到李帥醫師雙眉緊蹙，心事重重，這幾年頭髮迅速翻白，夫妻倆決定來幫他們口中的大哥。「李醫師對我們很好，病人又那麼多，很多病友轉給李醫師時，病況都很嚴重了。我現在終於知道，我的血癌在他的病人群中，算是小case的呢！」妮妮說。

「妮妮，L先生我沒辦法，請妳出面吧！」科技新貴L先生，經由特別介紹到唐教授的團隊，循例VIP（貴賓）由李醫師負責。L先生的MDS（骨髓化生不良症候群）會轉成血癌，必須接受骨髓幹細胞移植，不然會一再復發。身為科技人的L，不但有顆超級脆弱的「玻璃心」，每天以淚洗面，還有一層「反科學」的迷信。聽隔壁鄰居的表姊說，有一帖「天仙草藥」治血癌很有效。L心動說：「要不要去試試看呢？」卻說什麼也不願直接進骨髓移植病房無菌室。

妮妮夫妻把他當成受傷的大男孩，連哄帶騙，外加恐嚇，「你的血癌已經開始冒火，在微微復發了，李醫師好不容易幫你爭取到這次移植的機會，你再不知好歹巴望著想要去吃仙藥，包你很快可以成仙！」

欸，真的有效呢！

L先生終於堅強擦乾眼淚，勇敢地去接受當年剛研發出來、最高難度的「半相合移植」。託妮妮夫妻之福，幾年後，L先生移植成功，回去科技業吃香喝辣啦！

三封信

致我的母親林美玉

最初時候
我們都是宇宙中浮游不知目的的粒子
我很感謝您
提供了溫暖的子宮邀我降落
這不是一個美麗的世界
睜開眼睛我已略有了悟
兒時依稀要翻身輕抱您才能入睡
像賣火柴的女孩
每燃亮一根火光
片刻中我瑟縮的瞳眸只可以映照一次的溫暖
我們像在地藏王菩薩的國度裡
忍飢耐火又親炙驕陽的戾照

但是我們堅守這一次的相遇
在緣分裡創造出了美
創造出了真與善
有人已先升空離去
您也在轉瞬間化做宇宙的星辰
既已相遇我就會再追尋到您
這是一趟非比尋常的旅程
我是不再孤單的原子
因為我已知道您的方向

永遠愛您的兒子　李啟誠

親愛的妮妮：

妳打電話來的時候，在停頓一秒的時間中，我正等候著妳的言語安慰，結果沒想到下一秒妳卻大哭起來，真的很誇張，我只好反主為客盡量安慰妳。

妮妮，妳真的是一位很好的病友，這幾年妳移植成功之後，陸陸續續陪我照顧了好多病友。奇怪的是，妳移植後竟然什麼糕點餅乾都會做，簡直變身成女版吳寶春，大家都在猜，捐髓者是不是糕餅高手，連我媽也對妳的手藝讚不絕口；但我同時也知道，妳是一個爽朗陽光的香港姑娘，雖然嫁到中壢讓我幫妳取了「中壢之花」的名號，我也鼓勵我母親多跟妳認識，每個月妳回診完，我請她品嘗過妳做的點心，她都會打個電話跟妳與老公道謝，這一天幾乎就是她一個月中最歡樂的一天了。

因此我想到她跟妳這麼有緣，是否妳可以幫忙成立一個「林美玉小姐隨緣互助會」，怎麼說呢？因為我本來每個月都會給我媽一萬八千元，固然母親辭世之後，我本來可以把這筆錢存起來，當做愛女小詩吵著長大要去美國讀書的學費（這以後我再想辦法），但是我想到母親跟這麼多病友們這麼有緣，甚至我今天聽回診的潘大哥說起，他意外得知我媽每天晨起對著陽臺外的天空祝禱時，都還特別唸到祝福我的病人都能治療成功，平安健康。原本我以為她每天早上的拜拜都只在祈求家人晚輩的平安幸福呢！因此我想每個月把這筆錢捐給妳做照顧病友之用。

妮妮，妳做人正直又熱忱可愛，我們都充分信任妳，小錢一筆，愛心無限，可以用來買做糕餅點心的食材費，也可以做為病友的急難救助金，我覺得也不用成立正式的基金會，就去買一個撲滿來，把錢放進去，當用則用，鎖也不用買呢！

朔風野大，魂魄蕭蕭，雖然禮儀師千萬交待，下午四點以後不要去二殯了，因為有很多那個，我還是在看完門診以後獨個兒來了，真的好可怕！我從小膽子就小，跟小詩一樣最怕的就是鬼，更覺恐怖不已，但我捨不得母親自己在此孤伶伶的，她雖然寡居已數十年了，我還是擔心她也算是此地的「新人」，說不定媽咪也會害怕呢，我就還是來陪陪她了。感激妳！

李啟誠　上

親愛的大哥：

我很想打電話給你，想安慰你，但我一撥電話就想哭，因為想到平時都是李媽媽接電話，我的心其實也好痛，好痛，淚還是滴滴答答掉下來。我本來還想說門診時要熬湯帶去給你和李媽媽喝，但是李媽媽喝不到了，也不會再打電話跟我聊天了。我很難過，可想而知你的心是多痛。我都了解，我與你同傷。
所以，對不起，不能安慰你。
你要我辦的事，我會好好去籌畫的。

愛你與愛李媽媽的妮妮與小谷

現在，小谷重新找到一個不那麼爆肝的工作，外出上班去了。

妮妮手裡仍在點著鈔票，心裡也滿心歡喜。現在她盤算著，這筆錢要給不幸移植失敗的「鈴鈴姊」留下的四歲女兒；那筆錢要匯到花蓮給李大哥新結緣的血癌小朋友，小朋友的爸爸因吸毒在牢裡面壁思過；又因小兒科同仁出國進修一年，弱勢的血癌小朋友也託李大哥幫忙照顧……

CHAPTER. 2

感恩剛好遇見你，相見不晚

南非來的最敬禮

文／陳怡伶、蔣靜怡、胡瑞珠、劉蓁蓁

「黑黃配對我來說是奇蹟，我真的很感激每一位協助我重生的人；能夠在臺灣配對又移植成功，說明人類是沒有種族、大小、年紀差別的。在地球上，我們原本就是一家人。」來自南非的印度裔受贈者阿力斯（Amrith Prithrajsing），由衷說出他的真實心情。

從南非約翰尼斯堡來到花蓮，整整花了三十六個小時，四十五歲的阿力斯臉上卻沒有絲毫倦容。他的太太就坐在身旁，兩人都是印度裔，有著深邃的雙眸、咖啡色的皮膚。談起從生病到重生的過程，儘管表情始終平靜，但內心澎湃的情緒，卻從言談中一點一點流露出來……

為什麼是我？太太和孩子怎麼辦？

二〇〇三年，他發現身上出現瘀青，儘管內心起疑，但也很快找個理由讓自己心安，「大概在哪裡撞到吧！」不久，在銀行上班的太太，剛好排定身體健康檢查，陪同的阿力斯隨口問醫師，有關身上瘀青的事。

「先抽血看看。」醫師說。當天晚上檢查報告出爐，醫師告知他罹患了「CML慢性骨髓性白血病」。「什麼是CML？」在完全不知道這是什麼疾病的情況下，整個家族就已陷入恐慌。他本人更震驚，完全不能接受，不斷想著「爲什麼是我？爲什麼偏偏是我？」

當時阿力斯三十五歲，太太小他一歲，無論工作、家庭都很平順，還有兩個小孩，一個九歲，一個五歲。「太太和孩子怎麼辦？」他幾次緊閉著雙眼問蒼天，心痛到淚流滿面。

大約有兩週時間，他整個人像失了魂魄似的，彷彿在茫茫大海上漂流。有一天，他想起去世的爸爸，想起自己在十一歲那年的孤單、無助。當爸爸和兩個孩子的身影相互交疊時，阿力斯一下子清醒過來——他決定不讓往事重演。

「治療吧！」他告訴太太。

兩度配對，不知名的臺灣給他希望

化療的副作用讓他吃盡苦頭，身體虛弱得連說話的力氣也沒有，有時還會持續幾天的高燒，加上口腔潰爛導致無法進食。九個月後，原本八十八公斤的他，瘦到只剩四十五公斤，被病魔折磨得不成人形。不得已，他決定放棄化療，轉而尋求骨髓配對，但親屬間沒有合適者。

二〇〇五年二月，他在泰國找到百分之百相合的配對者。這就像天上掉下來的禮物一樣，讓他和家人有了一絲希望；不久後，對方卻突然反悔，上天又把禮物狠狠地從他手上奪走，完全不留一絲情面。醫師安慰他：「再往其他的國家找找看。」這次，他不敢抱太大希望，他沒把握有力氣再承受一次的失望。

六月，當幸運之神再次降臨時，他不敢高興得太早，等到臺灣的捐贈者確定願意時，才眞正放下心頭上壓著的大石頭。雖然石頭拿開了，但阿力斯還有另一道難題，這次的捐髓者和他只有百分之七十的吻合度。在太太的鼓勵下，夫妻倆決定一起面對、奮鬥下去。

儘管有風險，但他真的累了，也不想再繼續等下去。也許幾年後，會有一個人和他百分之百吻合；也許那個人永遠不會出現。但無論如何，他決定這次要試試，很快就在七月排定要接受造血幹細胞移植。

不過，好事多磨，就算再幸運也都可能遇到無法預期的考驗，來自南非骨髓資料庫的取髓人員，竟遇到一生都沒見過的臺灣夏季名產——「颱風」。

颱風環伺，越洋送髓

由世界骨髓捐贈者協會（WMDA, World Marrow Donor Association）整理全世界送髓者遇到的風雨實錄中（註），有一段關於泰瑞（Terry Schlaphoff）二〇〇五年七月第一次到臺灣取髓的描述，除了是南非與慈濟的第一次合作之外，還是泰瑞遇到人生另一個難題的第一次。

「取髓人員被訓練各種危機處理，但是並沒有想到會面對即將登陸的颱風！然而這卻真實發生在我的臺灣取髓之行。」來自南非骨髓資料庫的取髓人員泰瑞回憶當時來臺時，是南非與慈濟合作的首例。她自願前來花蓮慈濟醫院取髓，沒想到竟遇上超級強烈颱風海棠。

她描述，當時慈濟骨髓幹細胞中心安排志工從機場接機到飯店，在路途中，志工淡定地對她說：「颱風要來了，不要害怕！」她說她永遠記得這段對話，但因爲在南非從來沒有見識過颱風，所以她回應志工：「我當然很害怕啊！」志工進一步向她說明，會把她安全送到飯店，因爲捐贈者已經在醫院準備做造血幹細胞的收集。慈濟志工也向她解說，這個颱風將會在收集造血幹細胞時，通過臺灣陸地，應該不會影響泰瑞回程的航班起飛。

很快地，就在泰瑞抵達飯店不久後，超級強烈颱風以每小時超過兩百五十公里的速度登陸。「一整天，飯店都在前後搖晃！」泰瑞只能不斷地祈禱。

好消息是：雖然颱風來襲，但捐贈者已在颱風過境前抵達醫院，所以在風雨吹襲的醫院裡，醫療團隊如期收集了足夠的造血幹細胞。在此同時，南非骨髓庫和慈濟骨髓幹細胞中心的團隊也絞盡腦汁，共同找出一條替代路線，讓泰瑞先從臺灣飛到香港轉機，再從香港直飛南非。

隔天颱風離境，泰瑞順利地從臺北抵達花蓮慈濟醫院取髓，緊繃的心情才舒緩下來。「在我離境之前，慈濟骨髓幹細胞中心的創辦人證嚴法師，還特地爲我與這個造血幹細胞祝福，這是充滿幸運的一天。」泰瑞就在衆人齊心祝福下，順利完成艱鉅的送髓任務。

走過生死交界，人生更豁達

風雨生信心，獲得寶貴造血幹細胞移植機會的阿力斯，受贈康復後，不但活得很健康，人生觀也變得更豁達。「不確定這是不是捐贈者對我的改變，還是這場病讓我更懂得珍惜生命。」他聳聳肩、露出俏皮的笑容，他說自己過去個性很保守，凡事都要深思熟慮，現在不一樣了，變得很豪爽，嘴邊常說「OK」。

受贈之後的八年間，阿力斯並不知道「臺灣」在哪裡，由於英文發音很接近，他還誤以為臺灣（Taiwan）是泰國（Thailand）的一部分。直到二〇一三年中，南非慈濟志工邀他到臺灣參加慈濟舉辦的骨髓相見歡，他們夫妻才眞正認識臺灣。

穿上傳統服飾，致上最高敬意

二〇一三年九月十八日，阿力斯夫妻整整花了三十六個小時，終於飛抵臺灣。太太說，從下飛機就看到慈濟人的謙虛與溫暖。在靜思堂，志工導覽南非慈濟人行善的事蹟，當他們看到慈濟在全球的志工組織與足跡，感到非常不可思議。為了要見恩人，阿力斯的太太特別穿著傳統服飾與會，代表他們內心最誠摯的感恩及尊重。

這麼多年來，阿力斯經常假想捐贈者的模樣：大約四十歲，男性，頭髮微捲，身高約一百七十到一百八十公分。相見歡當天下午，謎底揭曉，他看見恩人尹先生長得高又帥，和自己想像的模樣非常接近。他和尹先生緊緊相擁，再虔敬地以雙手合十彎身至地，用右手輕觸尹先生的腳，然後回觸自己的額頭。這是印度傳統對長輩、恩人表達最高敬意的「摸腳禮」。阿力斯說：「黑黃配對我來說是奇蹟，證明我們原來就是一家人。」

阿力斯的太太看著這一幕頻頻拭淚，在丈夫起身後，她接著向捐髓者行摸腳禮。對阿力斯夫妻的感恩大禮，木訥的尹先生直說，他眞的只是做了「像捐血」一般的事。不過，這南非與臺灣第一次的髓緣，還間接促成了一對佳偶。尹太太在與尹先生交往期間，知道他是一位捐髓者，心想，願意捐髓的人一定是好人。

阿力斯感動地說：「他給我的不只是生命的重生，對我的父母來說，他給了他們一個兒子；對妻子及孩子來說，他給了一位先生和爸爸；對兄弟來說，他給的是一個兄弟；對我的朋友來說，他給的是一位活生生存在的朋友。」

這兩天與慈濟人相處之中，讓阿力斯夫妻感動得流了不少眼淚，更留下永生難忘的回憶。阿力斯太太說，回國後要去拜訪當地慈濟志工，一起為社會付出。

註：資料來源 WMDA–Sharing Life。
https://www.amazon.com/Sharing-Life-WMDA-ebook/dp/B0154LBYRW

感恩當年沒放棄

文／林瑩欣、柯玲蘭、池亮蓁、陳靜慧

「Thank you！」七歲男孩小安來自越南，他用生澀的英文，興奮地看著救命恩人趙玉芳。

事隔六年，趙玉芳摟著、看著眼前這位接受她所捐贈的造血幹細胞的小男孩，忍不住紅了雙眼。但情緒最激動的，其實是站在玉芳身旁的趙媽媽，她當年大力反對玉芳捐贈，如今得知可愛的小安，經歷了生死病苦的折磨，看著小安一家人面對孩子病苦時的焦慮與煎熬，趙媽媽淚流滿面，一顆心糾結著，既感傷又充滿感恩！還好當時女兒與慈濟志工堅持不放棄，今天才能親眼見證這個生命的奇蹟！當大家介紹爲小安做骨髓移植的主治醫師顏秀如時，趙媽媽搶先一步激動地緊緊擁抱著顏醫師，不斷地說：「謝謝妳救了他，謝謝妳！」真情流露的情景，讓在場的衆人都感動到鼻酸。

出生兩個月，命在旦夕

越南男童小安出生才兩個月大，就被檢查出罹患罕見的白血病——幼年型骨髓單核球性白血病（JMML）。這個罕見疾病，臺灣每年會有一至二位病童被診斷出來，疾病多半源自後天性基因突變，好發在兩歲前，臨床症狀是反覆發燒、貧血、血小板低下、嚴重腹脹、肝脾腫大、呼吸急促等。這疾病不會自行緩解，對化療反應也不好，唯一治癒的機會就是接受骨髓移植。小安全家跨海求援，但在德國、日本都尋覓不到適合的捐贈者，最後是在臺灣的慈濟骨髓資料庫找到合適的配對，並到臺灣接受醫療救治。

小安在接受移植前，每週要輸血三至四次。爲小安進行移植的臺北榮民總醫院兒童血液腫瘤科醫師顏秀如指出，輸血無法治療，長期輸血只能拖延時間，還會產生感染等副作用。雖然這種疾病很容易復發，接受骨髓移植的五年存活率也只有五成，卻是小安唯一的機會。

社工的價值，在幫助他人的生命轉彎

六年前，玉芳大學就讀社會工作系三年級時，慈濟骨髓關懷小組找她勸說捐贈，趙媽媽知道後極力反對，母女倆起了很大的爭執，冷戰好一段時間。但即使如此，玉芳始終堅持救人的決心，前後兩個月，慈濟志工多次上門勸捐，想要好好向趙媽媽解說，但一直吃閉門羹。趙媽媽擔心女兒的健康會被捐贈所影響、擔心未來結婚以及生育能力會不會出問題，這樣就對不起未來的親家。「身體是我生給妳的，妳怎麼這麼不聽話！那個危險啦！妳根本就不知道那個是在幹嘛！」源自一份愛女兒、保護女兒的心，母女起了嚴重爭執，而且父親和妹妹也不支持。玉芳感覺最困難的，不是實踐捐贈這件事，而是家人的不理解、不支持，讓玉芳心裡背負著沉重的負擔，令她卻步。

前後將近兩個月時間，慈濟人無數次企圖造訪，費盡心力。慈濟志工王雪燕回憶，「我記得趙媽媽說：『妳去找一個有捐過、也有生小孩的人來給我看看！』我就去找了有這樣經歷的捐髓者到她家兩次，做見證。結果趙媽媽又跟我說：『你們慈濟一定找慈濟的，不要再跟我說了！不要啦！』」

最後試到無招可出了，玉芳語重心長地對母親說：「如果今天角色立場對換，生病的是我，妳該怎麼辦？」這關鍵的一句話，終於軟化趙媽媽強硬的態度。「那時候媽媽聽到我這樣講，沉默了非常久。」玉芳進一步跟媽媽溝通，「現在不做這件事，也許沒有什麼感覺，但一年後、五年後、十年後再想到，甚至是我們人生將走到盡頭時再回想到，一定會覺得遺憾；啊，當時怎麼沒去做這件事！」這段將心比心的肺腑之言，終於打動了趙媽媽的心，讓她放下顧慮，成全女兒完成救人的心願。

讀大學時，社工系老師有句話深深地種在玉芳心裡，「社工的專業在於你今天介入，如果案主因爲你的介入幫助，他的生命可以轉彎，就是社工的價値所在。」

用幸福見證無悔的選擇

終於在二〇一二年七月，小安九個月大時，台北榮總醫院的顏秀如醫師完成了骨髓移植手術。

六年後，顏秀如醫師再次看到小安一家人，她說，身爲移植醫師，最開心的是看到病人康復。對於願意捐贈骨髓與周邊血幹細胞的人，她一直非常敬佩，也深深了解病人與家屬心裡那份非常想當面致謝的心情，能親身參與捐贈與受贈者的相見，讓她也融化在愛的溫暖裡。

如今玉芳已經結婚，育有一個可愛的孩子，「身邊的人都說我非常幸運，這比中樂透還難，我不覺得做這件事有什麼偉大的，好緣分來了，就把握機會去做。」當時母親強烈反對，是怕影響她的生育、危及未來的幸福，但現在她的幸福見證了當時的決定是正確的，捐贈不會影響生育。面對網路酸民不實的傳言，她說自己是最好的見證，將來若還有人亂傳，她會挺身而出，用自己的幸福告訴大家，捐髓無損己身，還會更幸福。

趙媽媽不好意思地說，以前自己說：「No!No!No!」因爲忙著賺錢工作沒有深入思考，她自嘲沒有智慧，差一點阻擋女兒做一件對生命極富意義的好事；她要謝謝女兒的智慧，更要感恩慈濟志工屹立不搖。「我就叫他們不要來，我們就是不歡迎，怎麼這麼愛來。今天才知道原來這就是他們堅持的理由，眞不簡單，他們眞的是活菩薩啊！」現在的趙媽媽會說：「Yes!Yes!Yes!」她願意出來見證，鼓勵更多人加入捐髓驗血！

「我想知道，妳在捐贈時受苦了嗎？」小安的媽媽問了玉芳捐贈時與捐贈後的現況，感恩之情溢於言表。二〇一二年他們捐受贈，二〇一八年於亞太血液及骨髓移植大會上終於相見，「髓緣之愛」讓生命跨海相連，讓彼此的人生更豐富圓滿。

金牌與夢想

文／陳清香

身材瘦高的唐立（化名）來自香港，二〇〇三年十二月，他正歡欣甜蜜地準備在婚後第二天前往日本北海道度蜜月。因爲感冒喉嚨痛已經兩週，決定在出發前就醫，沒想到他的人生隨著檢驗報告出爐，有了翻天覆地的轉變。「急性骨髓性白血病」讓他取消了蜜月旅行，取而代之的是長期的化療和與死神搏鬥的生死交關之旅。

為什麼是我？

「我不抽菸、不喝酒，又愛運動，爲什麼是我？」這突來的消息，重重打擊才剛成家的唐立。

確診不到一週，唐立便開始治療。歷經八個月的化療，以為身體即將康復之際，二〇〇四年十二月，他的血癌復發了，心情再次陷入谷底。這一次，醫師建議進行造血幹細胞移植。

提出申請配對後，僅一個月餘就傳來配對成功的消息，找到願意捐髓的志願者。二〇〇五年五月，看著捐贈者的造血幹細胞緩緩輸入自己身體，既期待又怕受傷害的心情油然而生，「有機會康復，也擔心會不會成功？有沒有後遺症？」

唐立感恩太太盈儀，從跟他結婚兩天開始，就細心地照顧他，父親也每天在家花一小時煲湯，再把湯送到醫院。唐立表示，當看到造血幹細胞一點一滴地輸入自己體內時，再想起對自己照顧得無微不至的家人，既期待病情康復，又擔心萬一失敗會令他們失望。

從移植至今十三年，雖然偶爾出現排斥狀況，但總算是康復了。過去曾是運動健將的唐立，二〇一六年參加香港器官捐贈協會舉辦的運動會，在四百公尺賽跑中得到第一名。唐立希望將金牌獻給捐贈者，「非常希望能和捐贈者見面，謝謝他無私的奉獻，才讓我到今天仍然活著。」

向恩人獻上金牌

經過十多年的等待，二〇一八年十一月三日，唐立終於可以參加慈濟骨髓幹細胞中心所舉辦的「二十五週年慶暨相見歡」活動。

捐贈者澍華（化名）是振興醫院的護理師，她在病房中看盡生離死別，對於病苦特別能感同身受。儘管未曾謀面，在相見歡會場，澍華一看到坐在受贈席的唐立，心裡直覺：「就是你！」

當兩人在臺上相見的那一刻，證實了澍華的直覺。

「如果沒有妳，就沒有現在的我。因爲有妳，我才能活在這個世界上。」唐立不但娓娓道出對澍華無私捐贈的感恩，更親手把罹癌康復後所獲得的金牌，獻給澍華，和她分享自己重生的歡喜。唐立說重生之後，心境變得豁達，也更懂得珍惜時間，他重返校園，完成年輕時未竟的夢想，拿到了財經碩士學位。

澍華說，其實自己才是最大的獲利者，因爲證嚴上人成立了慈濟骨髓庫，她才有機會成爲助人者，捐贈後十多年來，都一直在滿滿的愛和感動中生活著。

「當初是本著可以救人的心情參加驗血建檔，當被通知配對成功時，很開心可以幫助病患。」澍華在捐贈完造血幹細胞的隔天，就去環島旅行。她以過來人的經驗，以及

CHAPTER. 3

送你一份愛的禮物

為你戒了菸、酒、檳榔

文／陳詠芯

「我的東西好用嗎？」二〇一七年十月十四日，捐贈者林阿成（化名）和受贈者田錦陽（化名）在配對多年後，首次相見。兩人激動地互相擁抱，阿成開口的第一句話，讓現場二千多位觀禮者不約而同笑了起來，也讓激動又感動的兩人，在淚水中多了微笑。阿成幽默地繼續問：「老師你會抽菸嗎？」「不會！」當阿成聽到錦陽的答覆，多年的擔心，和心中那顆石頭終於放了下來。

三毒不離手，家庭岌可危

約二十年前，阿成與親友到花蓮旅遊，正好遇到慈濟志工舉行造血幹細胞捐贈驗血活動。他在朋友的慫恿下參加了建檔，「說實在，當時並不清楚那是什麼，人家叫我捐，我就捐！」沒放在心上的他，很快地將此事遺忘，直到接到配對成功的通知，才勾起他的回憶，但內心也存疑著，「像我這樣的人，也可以捐髓救人嗎？」

有「酒空」之稱的阿成，捐贈前是個菸、酒、檳榔不離手的人，每天把酒當開水，喝到醉茫茫，每次太太或親友勸他戒酒時，他總是回答：「不可能！沒酒我會死！」日子就在醉生夢死中度過，直到慈濟骨捐關懷小組來拜訪那一天。

省下金錢，賺回健康

關懷小組第一次來到阿成家中拜訪時，他因喝醉早已呼呼大睡，太太是越南人，向前來的慈濟志工說：「我先生很瘦，我比較胖，血也比較多，我代替他去捐好了。」志工告訴阿成太太：「不是每個人都可以捐，必須HLA配型吻合才可以。」「我先生嗎？他怎麼可能做這樣的好事？」志工與阿成太太閒聊間，得知阿成的叔叔是慈濟志工，且叔侄感情很好。所以，叔叔知道他初配成功後，就開始勸阿成：

「麥擱喝了啦！假如受贈者和你一樣是『酒空』就不好了！」

阿成其實心地善良，也擔心受贈者身體不好，又沾染了自己的惡習。隔天他開始嘗試不喝酒，一天、兩天、三天……沒想到平常就算是爲了自己的健康也戒不掉的酒，爲了受贈者的健康，經過兩個星期的禁酒，二十多年的喝酒習慣竟然眞的戒掉了。當慈濟來通知健康檢查時，關懷小組送檢體盒到阿成家，林太太開心地對志工說：

「我老公很棒喔！他已經戒酒了！」

當下她也拜託志工，是否可以勸阿成也戒菸，阿成面有難色地說：「盡量啦！」

阿成到花蓮慈濟醫院時，帶了一包還沒打開的香菸，打算菸癮發作時備用。陪伴志工看到後就對他說：

「如果受贈者是個小孩或是原來不抽菸的人，移植造血幹細胞後，忽然想抽菸了，該怎麼辦？」

阿成聽了一驚，「眞的會這樣喔？」志工笑笑跟他說：「有可能喔！」

捐贈當天，陪伴志工準備了三包口香糖給阿成，以便菸癮發作時使用，但從捐贈當天到第二天返家時，志工都沒看到阿成抽菸。捐後追蹤時，阿成才說從捐贈那天開始至今都沒再抽菸，眞的把菸戒掉了。

「爲了捐贈，我一定要改變自己。」原以爲自己是糞土難以扶上牆的阿成，想不到自己因此改寫人生劇本。

阿成終於戒掉二十多年的菸、酒和檳榔，一年後由原來的四十六公斤胖到六十公斤。他重生後，最高興的莫過於媽媽和太太，因爲她們找回了健康的兒子和丈夫。而一旁的兒子看到爸爸捐髓救人的舉動，也佩服地說：「爸爸是我的英雄，以後長大也要學爸爸救人！」

阿成家原本每個月要花大約一萬五千元買菸、酒和檳榔，現在全部節省下來，不但改善家庭經濟，也讓家庭生活更美好，這也是阿成沒想到的意外收穫。

接受幫助後，才懂得幫助別人

「經過這一次考驗，我才覺得，自己一個人是沒有辦法存活在這個世界上，要靠很多很多人的互相幫助。」受贈者田錦陽老師目前在高中任教，過去的人生非常順遂，認爲自己一個人就可以活得很好。

得知罹患血液疾病的那一年，對田錦陽來說是最美好的一年，也是最壞的一年。他剛考上研究所，去醫院做新生健檢時才檢查出不良性貧血，「爲什麼？我還不到三十歲耶！」頓時，他覺得老天爺跟他開了一個大玩笑，也因此頹廢在老家整整一年。

他的症狀跟癌症不同，必須每星期輸一次血，但病情沒有改善，反而越來越糟。醫生建議做骨髓移植，他感到有點惶恐，上網找資料，知道配對成功的機率少之又少，有人等了十年都等不到。親友都不符合捐贈條件，田錦陽轉而向慈濟骨髓資料庫求助。

「從來沒想過自己會這麼快配對成功！」田錦陽對阿成說：「謝謝你救了我！感謝你的慈悲與大愛，我很幸運，一點副作用也沒有！」阿成幽默地說：「那是我酒喝得夠多，把我身體裡所有不好的細菌都殺光了。」阿成也反過來感謝田錦陽：「我也要感謝你，如果沒有你，我早就離婚了！我還沒救你之前，就先救到我自己了！」

想起那段走過化療的不適，待在無菌室一個月，頂者光頭造型的日子，讓田錦陽仍感到刻骨銘心。因爲這次的重生，讓他感受到社會的溫暖。當自己面臨困難時，沒想到竟有這麼多人伸出援手幫忙與陪伴，「等我病醫好了，我也要去關懷別人，將這一份重大的愛，傳遞出去！」

現在田錦陽除了在課堂上將自身的經驗與學生分享外，他更利用假日到偏鄉青少年之家輔導孩子。善用自己的教育專長及生命教材，田錦陽希望能將正確的人生觀傳給每位孩子。

田錦陽除了感恩捐贈者，也感恩慈濟骨髓關懷小組、醫療團隊等等，「還有家人、朋友，在我生病的過程裡幫助我很多，讓我眞正感受到，人無法靠自己一個人，就可以走遍天涯海角。」

原本不認識的兩個人，透過骨髓捐贈彼此獲得重生，也挽救兩個家庭，讓人見證了人與人之間的緣分，還有生命的奧妙與奇蹟。

兄弟都是捐髓人——藝人張書豪與哥哥張林楷

文／彭薇勻、劉蓁蓁

「我可以救人了！」二〇一四年初春，花蓮慈濟醫院骨髓幹細胞中心星光熠熠。曾獲得第四十二屆電視金鐘獎「迷你劇集男主角獎」的藝人張書豪，捲起袖子，他這次不當演員，而是成爲周邊血造血幹細胞的捐贈者，讓另一個寶貴的生命能延續。

接續哥哥好運道，為受髓者拚健康

接獲花蓮慈濟醫院骨髓幹細胞中心通知配對成功的電話時，張書豪正在軍中服役，當下毫不猶豫答應捐贈，軍中同袍與長官得知，也都全力支持。由於父母親都是慈濟志工，張書豪從小耳濡目染，認識捐髓救人的正確知識，一符合捐贈的年齡資格，就和哥哥參加社區的造血幹細胞捐贈驗血活動，響應清水之愛。不久後，哥哥張林楷便成功完成配對與捐髓，讓張書豪對造血幹細胞捐贈更放心，勇敢地追隨哥哥的腳步，完成捐贈的善行。

張書豪表示，既然有救人的承諾，就絕對不能讓受贈者失望。他開始從飲食、生活作息、運動等多面向調養身體。曾是游泳校隊，有著一百七十九公分、六十八公斤的健壯體格，原本只愛吃肉的他，也開始攝取大量蔬果，均衡飲食；改變晚睡的習慣，加強慢跑、打籃球等運動；捐贈日前幾天寒流來襲，張書豪更「禁足」在家，隔離流感病毒的侵襲。種種努力，就是要讓身體保持在最佳狀態，以提供受贈者品質最優良的周邊血幹細胞。

兩次捐髓，兩種方式

張林楷是張書豪的哥哥，二〇〇一年他十五歲時，即跟隨父母到骨髓資料庫驗血建檔，當時還沒有建檔年齡必須超過十八歲的限制。二〇〇七年二十一歲就首次捐贈骨髓。張林楷表示，知道配對成功後，自己趕緊找資訊惡補，雖有初步概念，但從小到大沒做過手術的他，第一次穿上手術衣時還是有些緊張，就連媽媽也非常擔心。

很多人對骨髓捐贈卻步，以爲要從脊椎骨抽取骨髓，擔心會造成半身不遂等後遺症。張林楷表示，自己首次捐贈是在全身麻醉的情況下，從腸骨抽取骨髓，術後只覺得腸骨處有些痠痠的，休息一週後就恢復正常。二〇〇八年二十二歲時，第二次捐贈淋巴球，他說感覺就像抽血，其實骨髓捐贈並不如大家想像中可怕。「雖然捐了兩次，但比起受贈者受到病魔折磨的痛苦，捐髓救人是一件輕鬆的事。」張林楷謙虛地說。得知有再次捐贈的機會，心裡最擔心的是受贈者的身體狀況，所以也沒有想太多，就去「捐了」。

當弟弟張書豪公開要捐贈之後，周圍的朋友們紛紛表達心中的疑慮，「捐骨髓不是很危險嗎？」張書豪還因此幫朋友們上了一堂課，分享骨髓捐贈的正確觀念。張書豪向朋友們解釋，他所接受的是近期很「夯」、醫界也較常見的「周邊血幹細胞捐贈」，不僅捐贈者無須麻醉、風險較低，還可以在完全清醒的狀況下，一邊捐贈，一邊輕鬆地看電視、飲食。再加上哥哥成功的捐贈經驗，也讓他對「捐髓救人，無損己身」更有信心。

張書豪表示，完成捐贈不是一件偉大的事，就像若在馬路上看到老婆婆跌倒，很自然地會上前攙扶一樣，是理所當然的事。他也希望能透過自身的捐贈經驗，讓社會大衆了解捐骨髓的正確知識，更希望受贈者能重獲新生，用心、用力堅強活下去！

因為捐髓，更懂珍惜身邊人

自二〇〇三年開始，慈濟骨髓幹細胞中心積極推廣周邊血收集造血幹細胞。在強力推廣下，捐贈者逐年增加，目前採用周邊血方式的捐贈者已超過九成，張書豪所進行的就是周邊血幹細胞捐贈。慈濟骨髓幹細胞中心主任楊國梁表示，周邊血幹細胞捐贈已在多數先進國家廣泛進行，而且有二十年以上經驗，技術發展成熟穩定。研究顯示，相較於骨髓造血幹細胞移植，周邊血造血幹細胞對受贈病人而言，中性球及血小板恢復較快、移植毒性較小、無疾病存活率對部分疾病較高、免疫系統恢復較快、復發機會減少等；對健康的捐贈者而言，周邊血幹細胞的安全性較高，且不適感恢復較快，無麻醉相關危險性。

現在，張林楷手機裡也放著弟弟張書豪兩年前捐贈的照片。弟弟僅捐贈周邊血幹細胞，不須麻醉且半小時後就可以行動自如，他希望藉由自己和弟弟的親身實例，破除大家對骨髓捐贈的迷思和恐懼。

其實捐贈之後，故事並沒有結束。由於張林楷連續捐贈骨髓幹細胞和淋巴球給同一位受贈者，讓他很掛心對方的健康。在慈濟安排下，捐贈七年後終於和這位受贈者相見歡，才知道對方是一位四十多歲的父親，原本罹患急性白血病，被宣告只剩兩個多月生命，但因爲接受骨髓捐贈，得以康復。

受贈者的女兒當面謝謝他，讓她沒有在國中時就失去爸爸，讓她和哥哥能有爸爸的陪伴。張林楷說，看到受贈者如此健康、自己的一個決定能夠幫助一個家庭延續，讓他心靈獲得滿滿收穫，也更體會到要好好珍惜父母相伴的時光。「這也是我捐髓之後很深的體會，也想藉此呼籲大家，珍惜身邊人，並即時行孝。」

兩兄弟能成功捐贈，其實機率不大，最欣慰的就是身爲慈濟志工的父母親。張媽媽開心地說：「感恩佛菩薩，讓我的兩個孩子都能捐髓救人。」

張書豪說：「想到當時捐贈的過程，心裡眞的很堅定，有一種我一定會救活你的決心，希望還能有機會再救人，眞的很滿足，很幸福。」

張林楷認爲：「能一起捐髓，是我們兄弟的福氣！」兄弟成爲捐髓最佳代言人，經常分享骨髓捐贈的經驗。張林楷說，尤其現在造血幹細胞都以周邊血的方式收集，很方便也很安全，還有很多檢查與進補食物，無須擔心。張林楷和張書豪在慈濟五十年的廣播專訪中，回顧捐贈經驗，不約而同地邀請聽衆一起來捐髓救人。

張林楷懇切地呼籲：「我是捐髓者，我沒有拿到一毛錢，我也沒有付任何一毛錢，我就是抱持開心的心情去捐。希望年輕朋友能加入救人行列，你就能夠成爲英雄！這麼簡單的事情，何樂而不爲？」

兄弟小檔案

張林楷

- 2007/06/12 捐贈骨髓幹細胞
- 2008/03/05 捐贈淋巴球

張書豪

- 2014/02 捐贈周邊血幹細胞
- 2006 藉電視劇《危險心靈》正式進入演藝圈
- 2007 以《畢業生——還好，我們都在這裡》獲第四十二屆電視金鐘獎「迷你劇集男主角獎」

- 2012 以《女朋友。男朋友》奪得第十四屆台北電影節最佳男配角獎
- 2019 演出電影《比悲傷更悲傷的故事》

祝我們生日快樂

文／沈玉蓮、程三令

「妳的血液，檢查出白血球指數二十多萬，『血癌』妳聽過嗎？……」

二〇一二年，才剛過完春節，莉華（化名）因感到頭痛、發燒，當成感冒治療卻不見起色。又因身體感到極度疲累，腿上有瘀青，經過一個多月還未消退，到診所抽血檢驗後，白血球高出正常值的好幾倍，醫師要她趕緊到大醫院再做詳細檢查。

「血癌？」當被診斷出急性骨髓性白血病時，莉華腦子一片空白，想到女兒才國小五年級，淚水不停奪眶而出……

能不能陪孩子長大？

莉華坐在候診區整整哭了一小時。抒發情緒後，決定積極配合醫師治療。隨之而來的化療，讓莉華的身體變得虛弱，沒有力氣下床，整個口腔都潰爛無法咀嚼，種種身心上的痛楚，她都努力撐過去。「我怕！我眞的活不下去了，女兒那麼小就沒有媽媽，該怎麼辦？」想到孩子小，她想要陪孩子長大。

爲了能安心治療，也怕留下遺憾，莉華寫下遺書。進行四次化療後，醫師建議進行造血幹細胞移植。雖然對恢復健康有期待，但莉華心想：那麼多人在等，我不見得是那個幸運的，所以對幹細胞配對沒有抱什麼希望。

沒想到，奇蹟就在申請配對八天後出現了，慈濟骨髓幹細胞中心配對成功，生命曙光再現。雖然移植康復過程很艱辛，但所有辛苦都値得努力。在家休養三個月後，莉華就回到公司上班，慢慢地恢復生活作息，這期間很幸運地沒有發生排斥。她心裡有個心願：「希望有一天，能親自向捐贈者說聲：感恩。」

很親的陌生人

捐贈者姝云（化名）從事ＡＩ軟體工作，喜歡登山和旅遊，經常出國增廣見聞。她的父母都是慈濟人，因此二〇〇六年看到宣導造血幹細胞捐贈驗血建檔活動時，她二話不說挽袖參加。

「二〇一二年，突然接到有人與我配對成功的通知。」讓姝云開心極了，眞的有機會幫助別人。她說：「只花我一點時間，拿走我身上一點點東西，就能幫助另一個人過正常的日子，如果這個機會沒了，也許那位患者的生存機會也會消失。」

姝云的捐贈過程，除了因施打白血球生長激素而有些短暫不舒服外，其他過程就像捐血一樣。熱愛登山的她，也常以「我捐髓，我很健康！」的形象，告訴大家救人一命無損己身。

除了捐贈造血幹細胞外，姝云也簽好了器官捐贈及大體捐贈同意書。「哪天人走了，什麼都帶不走，也留不下任何東西。如果能讓軀體發揮作用，才是眞的物盡其用。」她眞誠表示：「對的事，做就對了！」

二〇一八年十一月，終於等到與受贈者相見的日子，姝云難掩激動，邊擦眼淚邊走上臺，兩人一見面，相擁而泣。「我一直都很幸運，所以妳也很幸運，很快就配對成功。」姝云哭紅了雙眼，不忘幽默地向莉華說。

同日生竟然又共髓

莉華激動地感謝姝云當年所捐贈健康的造血幹細胞，讓她這六年來沒有發生排斥現象，很健康地活下來，讓她的女兒還有媽媽。兩人同是O型血，擁有開朗樂觀的個性。

「我生病前頭髮粗黑，移植後髮質變細、髮色較黃。」莉華以前除了參加家庭旅遊外，鮮少出外旅遊；接受造血幹細胞移植後，特別喜歡旅遊，這些改變都與姝云極爲相似。

重生後的每一天，莉華心中充滿著珍惜與感恩，她要珍惜健康的身體，努力做善事。此外，她的女兒也在滿十八歲後，參加造血幹細胞驗血建檔，希望將這大愛化作行動，延續下去。

更巧合的是，莉華和姝云竟然連生日都同月同日，讓在場的衆人都驚呼這段緣分太奇妙。現場所有觀禮者，同聲爲數日後將過生日的兩人合唱「生日快樂」歌。生命因愛而延續，終會相遇，這場相見歡，也是兩人最特別的生日禮物。

編織有你的未來

文／陳令凰

「隔著玻璃，看著正接受化療的姊姊，全身皮膚焦黑到只剩泛白的腳掌……」其芳（化名）回想起姊姊在隔離室承受與病魔纏鬥的畫面，一邊說，心裡仍泛起隱隱作痛的漣漪。

文娟（化名）是家中的大姊，從小學開始，就像小媽媽一樣，承擔起照顧一個弟弟及兩個妹妹的責任，包辦家中的大小事務。「老大，永遠是第一個使用全新的物品，因爲有這樣的優勢，所以理所當然要負起照顧家人的責任。」文娟的爸爸往生已三十年，他的叮嚀始終牢記在文娟心中，文娟對這一切甘之如飴，深愛著家裡的每個人。

才三十歲卻日漸衰弱

三十歲那一年，公司健康檢查時，文娟發現自己血色素異常，但並沒有感覺不對勁。十年來的輕忽，直到意識到自己的體力變弱，走幾步路就容易喘，再次檢查，才發現貧血狀況已急速惡化。於是開始積極補充營養，也接受醫師的治療，一次又一次地輸血，從每次兩袋加到四袋，卻都沒有控制住狀況。

文娟習慣獨自面對這一切，家裡的經濟壓力，讓她即使血紅素已降到五，還是不敢休息。姊妹倆在同一家公司上班，姊姊在品保室工作，妹妹在廠內忙碌。妹妹掛心姊姊，偶爾會偷偷去探望一下，若見到文娟同部門同事進廠內洽公，妹妹就趁機問：「我姊姊現在狀況如何？」同事之間也肩負起照顧文娟的責任，隨時掌握文娟的身體狀況，主動回報其芳，讓她可以安心工作。

文娟心中一直認定自己只是重症貧血，從不覺得絕望。臺南立市醫院主治醫師積極爲她找出路，轉介給成功大學附設醫院的醫師，一起幫忙想辦法。但在不敢嘗試新藥試驗的狀況下，造血幹細胞移植成爲她唯一的希望。當醫師提出移植建議時，文娟心裡很掙扎，直到心情調整好了，才對家人說明自己的決定。

不管多苦　絕不放棄

文娟從家人身上先做抽血配對，但沒有結果，進而轉向慈濟骨髓資料庫搜尋。「沒有等待很久，我很幸運眞的配對到了！」她很驚喜也很珍惜這個機會，文娟開始當個全力配合的「乖病人」，進行一星期的化學療程，給自己重新來過的機會。

化療後，除了面臨身體與藥物的排斥作用，整天被關在隔離室裡，只能獨自面對著痛苦。每天會客時間一到，同事們會一起到隔離病房外，隔著玻璃，靠表情動作替她加油打氣。雖然只有短短的十五分鐘，卻化爲更多的勇氣，讓文娟力量倍增。

「眞的，當自己遇到時，才知道這樣的『苦』有多苦！有人願意幫助我，我一定不會放棄。」文娟說，生病期間，依賴家人的陪伴；然而化療住院期間，又因媽媽細菌感染也入院，使得照顧媽媽的壓力全落在弟弟妹妹身上，文娟也決定要更加勇敢。

終於順利移植時，文娟當下第一個感覺是：「怎麼這麼匹配，完全沒有排斥，一切都感覺很好，變得很健康了！」這份奇妙的感覺，也讓她一直好奇，「到底是什麼樣的人幫助了我？」「一定是個有活力、熱心的人！」移植成功六年來，不只文娟自己想像，妹妹也很好奇。

造血幹細胞移植成功、休養兩個月後，文娟開心地告訴妹妹，她去游泳時已經可以一口氣來回游完一千公尺了！血型從B型轉為O型，不知是重生的豁達、還是受到捐贈者的血液改造了她，妹妹說：「移植後，姊姊整個人都變了！她不再把苦往肚裡吞，有話就說，更懂得表達自己的感受，她變得快樂了！我們也很開心，真的很感謝捐贈者。」

「我想編織一條可以給人溫暖的圍巾送給她，我的生命曾經是完全託付給她。聽說會安排見面，這樣的期待我等了六年，一度以為慈濟忘掉我了，但終究還是讓我等到了。」為了救命恩人而手織的這條珍貴圍巾，文娟只要織錯一點，就拆掉重來，如此織了又拆，拆了又織，共拆了八次，就算是可能看不出來的微小瑕疵，她也不放過，因為這是代表心意的圍巾，絕不能馬虎。

盡一己之力回饋，期待早日相逢

文娟在慈濟志工關懷小組陪伴下，參加她的第一場捐贈驗血活動，有許多位捐贈者到場陪伴，大家現身述說自己的故事，鼓勵民眾參加驗血建檔，分享第一次捐贈的經過，至今仍難以忘懷。

雖然期盼了很久，文娟最終仍未能見到她的捐贈者，但她仍慎重地委託志工，將代表她心意的圍巾送給捐贈者。在回家的路上，文娟恰巧遇到活動中穿著背心的宣導志工隊伍，看著他們的身影，想到自己恢復健康的人生，心裡感到激動。

「原來我的身旁有這麼多有愛心的人，而且他們都有個共通點，隨時帶著一張笑臉。」文娟與志工們相約再相見，也許幫助她的人，就在茫茫人海中帶著笑臉，與自己擦肩而過。她期待自己勾的圍巾，能溫暖那位不知名恩人的內心。

CHAPTER.4

杏林髓暖

希望你會好！

——中國醫藥大學兒童醫院兒童血液腫瘤科主任巫康熙教授

文／魏玉縣

午後兩點多，中國醫藥大學兒童醫院兒童血液腫瘤科主任巫康熙，一手握著手機和充電器，另隻手拎著果汁和麵包，匆匆走進位在兒童醫院六樓的會議室，急著幫手機充電。

對他來說，手機太重要了。

上午的診看到現在，早餐都還沒吃，走進空蕩蕩的會議室，雖是暫時鬆了一口氣，心裡還懸著幾位尚在治療中的個案。手機隨時會傳來治療團隊的訊息，每一通都攸關病人的生命存續，錯過了，有可能就是一場遺憾。

手機滑著過去接受治療的幾個個案，想著他們當初年紀尚小，由家屬帶著來到診間，一家人的徬徨無助，以及後續接受治療的情況，那一幕幕影像也滑進他的腦海裡。

立志當護理師的女孩

那天，姍姍（化名）洋溢著開朗的青春笑容，走進他的診間告訴他：「醫師，我現在在念護理系喔！」「眞的？太棒了！」眼前這位女孩，如果在街上遇到她，一般人一定看不出她曾經歷一場大病，在生死交關的隘口來回幾次。現在，她跟時下大學生一樣，渾身散發年輕的氣息。

姍姍小時候住在梨山，因爲骨髓無法正常造血，血紅素很低，從小學開始，每個月都必須到醫院輸血。梨山距離臺中很遠，她就這樣由家人帶著，當天來回，經過十幾年，到了芳華二十歲時，卻惡化成特殊型的血癌。

這種特殊型的血癌，只有一條路，那就是骨髓移植。但巫醫師心中很明白，輸血之後身體會產生抗體，而且輸血時間愈久，鐵的沉積就會日益增加，姍姍的狀況並不理想，做骨髓移植的風險性相對提高。「如果不做呢？不做又會怎樣？」他問自己。

其實，巫醫師心裡很清楚，不做的話，這女孩的生命將在不久後畫下休止符。「要怎麼跟女孩和家屬說呢？還這麼年輕！」從二〇〇一年起，他開始踏入小兒血液腫瘤科領域，手中經歷過的骨髓移植案例雖已超過百例，但是，面對每位病人必須做生命抉擇時，他的心中還是充滿煎熬與不捨。

「還是要給孩子一個機會吧！」跟家長和女孩充分說明後，決定進行骨髓移植。但在治療過程中，醫療團隊遇到了困境，女孩因排斥藥的副作用，導致腎臟受損，必須一直打點滴治療。住院幾個月下來，女孩不忍心家人來回奔波，甚至為了照顧她無法外出工作，便一直吵著要巫醫師讓她出院，但他執意不肯。

有一天，女孩忽然對他說：「巫醫師，你必須讓我出院，我要結婚了！」記得當時聽到這句話時，他當場愣住。「騙你的！」女孩會這麼半開玩笑半認真地鬧，是因為她真的很想出院。

巫醫師所接觸的病人，幾乎都是年紀尚小的孩子，有的甚至剛出生就被診斷罹患血癌，必須馬上接受治療。面對焦急的父母親，看到幼小的生命才剛展開人生，就要面對嚴苛的挑戰，他總是盡一切努力，誠心希望能醫治好每一位病人，對這位女孩的期待，自然也不在話下。

後來女孩終於出院了，三年多來按時回診。那天來到診間，笑盈盈地告訴巫醫師，她考上臺中科技大學護理系，「以後或許會跟在你身邊學習喔。」巫醫師非常開心，告訴她：「妳要當護士，一定沒有問題！」

他當爸爸，醫師比誰都高興

每次看到病人回診時好心情的樣子，巫醫師總是特別高興，他最常掛在嘴邊的一句話就是，「我最大的希望是病人會好，而且我很誠心，我眞的希望我的病人會好起來，但這眞的是有難度，有時候病人的病情就是……」

而他最愛跟回診的病人說：「你應該都好了吧；好了啦，很健康了啦，但是每年還是要回來檢查一次。」很多病人因爲生過重病，所以會擔心這個不能做，那個不能做。如果情況穩定，而且已經過了很多年，巫醫師會鼓勵他們：「你跟很多人一樣，很多事情都可以做。」

前陣子，一位手中抱著剛出生的小孩到醫院打預防針的年輕人，特地到巫醫師診間來，「巫醫師，我是小馬（化名）。」乍見他，巫醫師想了很久，原來他是在小學時，因爲罹患「慢性骨髓性白血病」，接受骨髓移植的個案，十幾年後抱著孩子來看他。

「你當爸爸了！」這情景讓巫醫師相當振奮。通常癌症病人經過化療、電療放射性等治療後，本身的內分泌受到影響，可能無法生育，因此有些須做移植的病人會想先行保存精子或卵子。這也是巫醫師最想要克服的難題，他一直在找方法，希望能夠提早介入，讓病人在骨髓移植後還能生育。

看到小馬升格爲人父，巫醫師有說不出的開心，畢竟當時骨髓移植的技術還不算成熟。他對小馬說：「你能治好，我已經很高興了！看到你當爸爸，我更高興！」對小馬來說，這代表生命的重新開始；對巫醫師而言，所有的辛苦都値得了。

「你們最好被我忘記！」治癒後的孩子一年一年長大，再回門診時，通常未必認得出來，所以診間有時會出現有趣的對話，「你是我的病人？」「我找我爸爸來給你認好了。」孩子長大後外貌變化大，經常讓他認不出來，但成年人就容易認了。病人狀況穩定，家庭生活也可以回歸正軌，這是當醫師最大的成就，也是最好的禮物。況且，他這樣就能把心思放在還在治療中的病人身上。

面對生死，醫師一樣揪心

十幾年來，醫治過的骨髓移植案例雖然很多，並不是每個個案都像姍姍和小馬一樣順利。有時候，病人的狀況不是很好，移植的失敗率就高，最壞的情況可能是在移植過程中，病患就往生，這是他最不願意面對的狀況。

他想起剛穿起醫師袍那年，治療的一位病人往生，他難過地趴在桌上哭泣，同事告訴他：「振作起來，你還有很多病人要照顧。」儘管如此，當他必須爲病人下決定時，還是無法淡然處之。

尤其是面對心靈尙未成熟的小孩，巫醫師通常就不忍說得太直白，「你得癌症，骨髓移植是唯一的辦法，你兄弟姊妹沒有配到，慈濟配得不錯，我們就試試看。做了一定有風險，但這是唯一的辦法……我們整個團隊會盡力。」若是面對家屬，他就會選擇坦白告知：「這風險眞的很高，但我們會努力！」

這樣的天人交戰，對於經常面對重症的巫醫師來說，幾乎天天上演！如果小孩很小，就由父母親來決定；若是比較大的孩子呢，就聽孩子自己的意願。

一位從十七歲開始治療血癌的年輕人，二十一歲時復發，必須進行骨髓移植，但成功機會並不高。在巫醫師詳細爲家人和病人解說，評估風險後，父母親不願讓孩子受苦，但是孩子強烈表達「我要做！」此時，他就聽孩子的。

「如果孩子只有三、四歲，當然是由父母幫他決定；如果孩子已經二十多歲了，當然要尊重他。」巫醫師很清楚地告訴他們，「沒做，沒機會；有做，風險很高。」當時這年輕人告訴他：「我已經有最壞的打算，東西都收拾好了。」他拍拍孩子的肩膀，一時說不出話來。

學習佛法，讓醫療有溫度

家長對孩子的愛都很深，面對醫師告知病情時，心裡都很難過；同時身爲人父的巫醫師，總能體會這樣的艱苦與掙扎，因此在對家屬或是病人「宣判」之前，他會先調整自己，但要如何調整？也是他一直在摸索的方向。

巫醫師在高中時期就對佛法有興趣，一九九六年開始行醫後，對於生命無常的體悟與探究，讓他更想親近佛法和哲學。每天面對生死的壓力，巫醫師深深覺得「人文」太重要了。他很清楚，醫療與人文一定要結合，而最大的幫助，來自於佛法。

他買了很多佛書研讀，甚至把《心經》當成學問來讀，一字一字地琢磨，更收集很多版本來研究，幾乎每天都在默背。有人送他《六祖壇經》，他讀了，後來又讀《金剛經》。二〇一八年，他受花蓮慈濟醫院林欣榮院長之邀前往演講，林院長送給他證嚴上人講述的佛教經典，以及幾本慈濟出版的書籍，其中《佛遺教經》讓他體會頗深。

上人用深入淺出的方式來詮釋《佛遺教經》，把看來艱澀的佛法，以生活實例來輔助說明，讓人一目了然。他印象最深刻的是，「我們學佛，不是關起門來學，是要來幫助大家。」這也是他還在體會的。他知道這是機緣，就好像他對自己的病人會很自然地賦予關愛，但是對其他人，他就會有一點點距離。

看了那麼多書，面對許多艱難的病例，巫醫師必須找出一套方法來做抉擇，「行善，不管怎樣，我就是行善。」佛法應該是用來實踐的，可以運用在日常生活當中，用來印證或者來幫助人們。佛教和哲學給他很大的依靠，面對病人，他無貧富貴賤之分，總以「行善」爲依歸，凡事盡力，能做就盡力去做。

「我們在追求的是一位良醫，不是名醫。」他非常認同證嚴上人常說的這句話，「醫生不可以沒有人文，沒有人文，就是『醫匠』。」這是他最在意的。帶領學生學習時，他都會叮嚀：「你可以來當醫師，你一定夠聰明的，但是，必須要再學習人文。」

很多年輕醫師，看到巫醫師每天都在處理跟生命相關的個案，不願選擇跟他一樣的領域，可是他覺得，「當醫師應該就是這樣，解決跟生死相關的問題。」看到病人健康痊癒，就是他最大的成就。他常自嘲：「每個病人的事情我都記得清清楚楚，我的腦袋就是裝這個用的。」

將近二十年來，支持巫醫師願意在這一條路上堅持下去的最大信念，來自於貼近病人的心。「跟病人的溝通，尤其是面對重症病患，醫生一定要幫病人想，站在他們的角

中國醫藥大學兒童醫院兒童血液腫瘤科主任巫康熙。攝影：游國霖

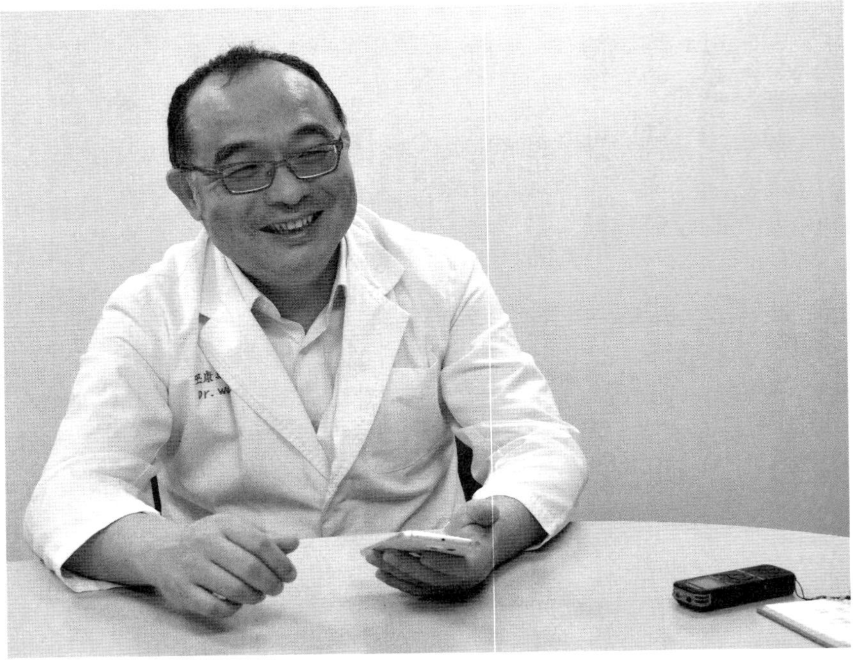

度來思考。」很多醫師只專注在治療病人身體的疾病，忽略病人心理層面的照護。但他很明白，「靠著人文和心靈的提升，才能支持一位醫師繼續走下去。」

手機響了，電話那端傳來助理的催促，跟家屬約談的時間到了。啜完手中的一杯果汁，兩塊麵包也在不知不覺間吞下肚了。巫醫師推開會議室的門，此刻，在腦中盤旋的，是怎樣跟家屬說明，他們的小孩接下來要面對的抉擇和挑戰；而身體的疲累，已不是他在意的。

喝一杯重生咖啡

——中國醫藥大學附設醫院血液幹細胞研究室暨組織庫主任葉士芃醫師

文／林淑懷

中國醫藥大學附設醫院癌症大樓，人潮熙來攘往，他們的內心交織著擔心和害怕，這些人或許正陪伴著親人，正在與死神搏鬥。

電梯上到十五樓，醫師葉士芃忙著看診。他的門診病人很多，曾經從早上八點看到晚上八點，但他卻都能以滿滿的親和力與正能量，來支持與鼓舞努力奮鬥的病患們。其中有一位病人，治療過程艱辛曲折，但仍堅持不放棄，終於健康地活下來，並努力生活著，讓天天在血液腫瘤科看盡生死無常的葉士芃，覺得一切辛苦都值得了！

妹妹不相合，生機在慈濟

二〇一〇年，二十六歲的劉爾嘉（化名）還在中部一所大學的碩士班研讀「生命科學」，有一天下課回到家，爾嘉告訴母親：「最近走路很容易喘，還會流鼻血，爬樓梯有如跑完一百公尺，我想去醫院做個檢查。」晚餐後，爾嘉到醫院看家醫科，醫師仔細檢查後突然告訴爾嘉必須馬上住院。

「他只是喘，有那麼嚴重嗎？」媽媽不解地問。醫師宣布了病情：「您兒子得的是血癌！是急性骨髓性白血病！」聽完這宛如晴天霹靂的宣判，媽媽眼前一黑，差點暈倒。反倒是確診了血癌的爾嘉，聽了葉醫師對治療的解說，產生了力量和信念，加上葉醫師又邀請病友來鼓勵爾嘉，他更有信心接受和配合做後續的治療。

做完化療後，爾嘉和大部分血癌病人一樣，百分之七十的症狀緩解了，病情相當穩定。葉醫師認爲只要生活正常加上適度運動，後續門診做追蹤就好，讓關心他的親朋好友鬆了一口氣。

爾嘉的精神體力慢慢回復，也繼續回到學校上課。但是一個學期不到，病情又起了變化，葉醫師發現爾嘉體內的癌細胞依然存在，遂立刻建議爾嘉做骨髓移植。突發的緊急狀況讓家屬束手無策，連爾嘉唯一的妹妹也配對不上，無法幫助哥哥脫離險境，葉醫師只好求助於慈濟骨髓資料庫。

血癌復發半年後，有一天，葉醫師來巡房時帶來好消息：「恭喜，爾嘉找到配對了。」這句話，燃起全家人的希望。「雖然不是全配，卻是唯一的希望。」葉醫師繼續解釋，因爲不是全合，移植後可能會有很大的排斥、副作用和併發症，請家人要有心理準備，嚴陣以待。

移植時祖母過世，移植排斥須急救

這個得來不易的好消息，讓躺在病床上的爾嘉開始期盼，「只要能獲得醫治早日出院回家，再苦再累都要接受。」他知道媽媽爲了照顧他，家裡亂成一團，還常常以淚洗臉，尤其患有胰臟癌的奶奶處於病危中，也跟爾嘉住在同一家醫院治療，爸爸媽媽忙著照顧自己，還要到病房關照奶奶，他自覺要更勇敢堅強地面對治療才行。

沒想到接受移植當天，卻傳來奶奶往生的消息，讓原本就緊張擔心的家人情緒掉到谷底。劉媽媽的心情更是五味雜陳，到底該怎麼辦？簡直是無語問蒼天啊！

移植後的爾嘉，果然出現葉醫師所說的排斥情況，肺、肝、皮膚、淋巴都腫起來了，嚴重到心包膜積水的地步，必須急救。心包膜積水在醫學上稱作「移植後淋巴細胞增生性疾病」，幾乎可以說「已經沒有下一步」了！葉醫師也跟劉媽媽說：「要是醫治不好，幾個月就會離開了……」

沒想到，出乎意料的是，打完化療藥劑後，爾嘉病情又穩定了。這麼多併發症，一般來說可能醫治不了，但是爾嘉依然勇敢熬過。

儘管痛苦難熬，每一分鐘都格外漫長，看著兒子為生命在奮鬥，卻不掙扎、不叫苦、不喊痛，更沒有皺一下眉頭，劉媽媽的內心宛如刀割！身體出現的排斥情況，讓爾嘉每天必須仰賴類固醇讓病況穩定。不過值得高興的是，爾嘉的研究所學業終於順利畢業了。

畢業後，在朋友介紹下，爾嘉決定到日月潭從事「巡查人員」的工作，負責巡視步道設施、公共設施、告示招牌等。

爾嘉說，在日月潭工作可以當作調養身體，每天清早吸收新鮮空氣、走路超過一萬步，鍛鍊出比以前更好的體力。只是遇到辦活動時要幫忙指揮交通，還要協助客服中心，這對他來說有點吃力。

病後六年，罕見復發

二〇一五年三月，爾嘉從事日月潭的巡查工作已經一年半，每天不停走動，加上服用類固醇，造成髖關骨疼痛不已。回到醫院照X光才發現，因副作用造成骨頭壞死，必須盡速開刀換人工髖關節。

換好人工髖關節才三個月，不舒服的狀況又出現，再檢查，竟發現血癌在骨髓移植後六年又復發了！這晴天霹靂的消息，令人彷彿來到世界末日。

「一般來說，復發大部分出現在一年或者兩年內，移植已經超過六年才復發，這樣的情況確實少見。」葉醫師驚訝地說，再次復發而且是原本自體內的壞細胞再現，癌細胞的染色體，又跟原來發病的不一樣，從檢查報告看來，這次似乎比較容易被化療壓下來，所以再爲爾嘉進行了四次化療，總算是控制住了。

重生咖啡，甘醇香

自從第二次復發接受化療之後，至二〇一八年底已滿三年，爾嘉現在的健康非常穩定。在爸爸的支持下，爾嘉與媽媽利用家裡原有的店面，共同經營家庭式咖啡店，命名爲「重生咖啡」，象徵他經過幾番奮鬥後的生命歷程，有如不同國家的咖啡品種，各有風味，剛入喉的酸苦滋味，慢慢地滲出甘醇，就像自己，揮去病痛，戰勝生命的考驗。

爾嘉說：「開店不是為了賺錢，而是為了調養身體，為了每天眼睛睜開都能見到陽光，為了能跟媽媽一起，做彼此都喜歡的事情。」即使店裡沒有客人，爾嘉還是穿著整潔的工作圍裙，將店內用心整理得乾淨雅緻，等待客人的光臨。

病人正向樂觀，做自己興趣的事，葉醫師欣慰地說：「這是他給我最好的回饋。」如果病人做完該有的療程，卻沒辦法正常生活，還要讓家人擔心，對醫師來說是最難過的事。

一天午後，葉醫師專程到店裡來探望爾嘉，兩個人像好朋友般，一起喝咖啡、聊未來。葉醫師誇獎爾嘉，說他不只經營咖啡店，還練得一手煮咖啡的好功力！未來，爾嘉還想學習咖啡豆的烘焙，也準備考「咖啡品嘗師」證照。

在生命的邊緣徘徊幾趟，也可以說是從鬼門關前晃了幾趟回來，爾嘉的人生觀多了幾分積極。他非常珍惜現在擁有的一切，內心豁達而知足，對他來說，這就是幸福。

病友一句話，勝過醫師千叮萬囑

看著爾嘉康復後狀況良好，又從事自己喜歡的工作，葉醫師語帶感動地說：「一切辛勞都值得了！」

葉醫師感慨地說，有些病人一開始無法接受罹患血癌的事實，一直怨歎：「爲什麼是我？我爲什麼會得這種病？」醫療團隊剛開始只能先安撫、同理病人的心情，再慢慢引導，讓他接受專業醫師的意見，然後愼重地告知病況與嚴重性，讓病人慢慢做好心理建設，有了正念，就會願意接受治療。如果病人不相信專業，一味排斥正規醫療，迷信偏方，到處問神卜卦，反而容易錯失治療的黃金期。

葉醫師說，醫師說得再多，都比不上病友的現身說法。遇到一時聽不進醫師話的病人，他通常會請病友將自己親身經歷跟對方分享，激勵同樣病苦的人，勇敢接受治療。

期待協助年長病人進行移植

血癌的病情變化非常大，很多血癌病患在復發後如果不移植，存活率很低。大部分血癌復發過的病患經過治療可以緩解，也不一定還會再復發，醫師都必定會盡一切努力治癒病患。

葉醫師進一步說明，在醫學進步發達的現今，醫師通常都會幫病人做基因鑑定，了解哪一種人復發性機率高？哪一種人復發性低？復發性低的，醫師不建議病人做移植，只要做化療即可安然度過危險期；復發性機率高的病人，千萬不能等到復發再做移植。

葉醫師指出，現在臨床上很多標靶新藥，只要妥善運用，百分之七十的病人不須打針，約一個月可將癌細胞壓下來，並預期將來很多老人家可以靠新藥來治療。以前年紀大的病人，知道自己沒辦法做化療、病也好不了，乾脆不要移植，自然走完人生的最後一程，至少不再受那麼多的痛苦和壓力。

葉醫師的團隊正在研究，如何讓高齡的病患接受化療而得到緩解，再做移植。希望可以順利幫助七十歲以上的老人進行移植，讓老人家的晚年過得更舒服，更有尊嚴。

感念陌生人的愛，陪伴病人拚到底

「謝謝慈濟！讓醫師有機會，使用骨髓資料庫來救病人。」葉醫師說，在血液腫瘤科服務二十幾年，不知用了多少慈濟骨髓資料庫的造血幹細胞，但都沒有機會跟捐贈者說聲謝謝！看到自己的病人，爲了生命在努力、在堅持，既心疼又敬佩，正因爲有捐髓者的無私奉獻，才讓這些病人得以重生。

葉醫師說，醫治癌症病人，就像賭注，每一步都有風險，「贏了皆大歡喜，輸了什麼都沒了！」因此，任何治療，必須坦白誠懇地向病人解釋該做還是不做，成功率、死亡率分別是多少，讓病人做好心理準備，是身爲醫師的責任。「只要病人心臟還有力量，肝腎功能沒問題，體力也足夠，表示還有機會，都不應該放棄，再怎麼苦、怎麼累，醫師都會陪著病人拚到底。」這是身爲醫師的責任，也是葉醫師一生努力堅持的醫者信念！

拚命相髓馬拉松

——林口長庚醫院資深骨髓移植協調師溫玉娟

文／李明霖、陳玉珠

「沒有試過、沒有給他機會，你怎麼知道，我們拚得過還是拚不過！拚過，就是我們的，拚不過，起碼也試過了。」二十多年來，在骨髓移植的醫療關口，看到家屬目睹孩子接受治療所帶來的痛苦，開始反悔動搖時，溫玉娟總是正向鼓勵他們，盼望不要回頭想時，有所遺憾。

個子不高，一頭捲短髮，笑起來很甜美的溫玉娟，是林口長庚醫院的護理師，也是骨髓移植協調師。一九九六年，長庚第一例由慈濟配對成功的非親屬幹細胞移植病人，排斥非常嚴重；有一天，病人拉肚子，她才剛幫他清洗過，想不到一站起來又瀉在床上，當下病人哭了，她也跟著哭。最後，病人因排斥太嚴重而往生。

這時溫玉娟難過地問她的指導老師，「明知道那麼困難的路，為什麼要走？」「傻孩子，妳沒有去拚，怎麼知道拚得過，還是拚不過？」從此，溫玉娟把這句話做為鼓勵病人和家屬的一帖良藥。

陪著病人闖關

後來，醫院需要一位移植協調師來協助醫師，她懷著一份使命感，在兒童血液腫瘤病房服務至今。「從醫師評估可以做移植，就要開始跟病患和家屬接觸，建立關係，一路陪伴。從移植前、中、後期到出院，我們讓家屬有諮詢的對象。」「從成人跳到兒科移植協調師，我們照顧的是全家人，不是單一個案。我一路都在學習。」有二十多年骨髓移植臨床經驗，溫玉娟表示移植協調師角色多元，雖然病人在骨髓移植病房時間不長，可能只有三、四週，要深入建立關係有一點困難，但病人在移植室是接受重大治療，她很清楚家屬的需要，同時也藉此能了解家屬的家庭背景，讓他們明白遇到任何困難都可以找她。

林口長庚醫院骨髓移植病房於一九九四年成立。當時二十八歲的溫玉娟在照顧第一例病人時，看到移植非常辛苦、副作用也非常大，還好這位病人很努力也很勇敢，最後踏出無菌室解除隔離時，抱著她哭，她也跟著一起哭。溫玉娟也遇過病童要入院了，捐贈者突然反悔，一時不知如何是好，幸而慈濟骨髓幹細胞中心馬上啓動協助配對，並聯繫另一位捐贈者去做身體檢查，她一邊聯繫，一邊安慰孩子的家長。千驚萬險後，孩子順利接受移植，現在也很健康。「陪孩子走過一道道關卡，陪他們在同一條船上往前划」，是溫玉娟一路上的信念。

積善之家湧出愛的能量

要擔任這種需長時間考驗耐心和毅力的工作，沒有家人的支持，很難獨自走下去。她因爲得到婆婆與先生家人的支持，才能勇敢持續走這條「髓」緣之路。

長庚兒童醫院L棟六樓的電梯門一打開，右邊病房的第一間移植諮詢室，就是溫玉娟的辦公室。常常過了下班時間，她仍爲了處理病人的資料而奔走在護理站與辦公室之間。

她曾經遇到從國外回來求醫的小朋友抽筋，協助送急診、幫忙辦理住院，忙到晚上八、九點才回家，偏偏當時先生又出差，只能將孩子託給安親班。她原先擔心家人抱怨，先生卻善解人意安慰她：「沒關係，他們在臺灣人生地不熟，我們能做到多少就盡量協助。」

熱情又富正義感的溫玉娟，生長在一個有責任感的大家庭裡，父親雖然不是長子，但非常顧家，對長輩手足友好，寧願自己吃虧也要多付出；婆家長輩德高望重，公婆也都樂於助人；她的指導老師也非常有愛心。在耳濡目染下，她也是個充滿愛心，很捨得爲病人付出與服務的護理師。

她常從家裡帶來荷包蛋或早餐給病人，客家族群的病人想念客家味，她就煮來讓他們解饞。病房冷，她會幫病人訂購純棉衛生衣，在二十多年前還沒有宅配的年代，請先生在臺北取貨，她上班時再帶到醫院；婆婆也會自掏腰包，幫住院的小朋友購買衛生衣，更關懷孩子恢復的狀況。家人對她的護理工作，非常認同與支持。

「護理不同於一般事務性的工作，並非下班時間到就可以離開，因爲我們照顧的是有生命的病人。」溫玉娟說，她很用心去做這份工作，「期間我又在職進修，有時會延誤下班，還好因爲住在長庚社區內，學妹會幫我接小孩，幫忙買菜放在門口。」家人與同事的支持、支援，如同一個大家庭，成爲支持她往前走的動力。

用另一種方式和病人道別

病人移植後恢復健康，是溫玉娟最樂意見到的；但遇到失敗的病人，除了令她難過不捨外，也令她對所謂的因緣感到不可思議。「因緣很奇妙。以前對佛法不是很相信，但自從奶奶往生後，一些奇蹟發生在我身上，我不得不信。」

她記得有一位小朋友很喜歡她，每次看到都會抱她，主治醫師問：「爲什麼會喜歡她？」小朋友回答：「因爲有媽媽的味道。」後來這小朋友不幸往生了，有一天突然蹦蹦跳跳地出現在她夢裡，「你要做什麼？」溫玉娟問。「今天星期三，我來看門診。」溫玉娟覺得奇怪，主治醫生的門診不在星期三，後來她去詢問，確認果眞是在星期三，讓她覺得很不可思議。

另有一位病人是某家知名高科技公司的經理，非常富有，玉娟對她的生病有一番生命體悟，「人只要生病，就算有再多財富，沒有了健康也等於是零。」住院期間，這位女經理很大方，只要知道某個病人家裡經濟困難，都會主動幫助。往生後，玉娟夢見她坐在蓮花座上，玉娟問：「妳要去哪裡？」她答：「我要跟著菩薩去修行。」隔天上班時，玉娟請教她的指導老師，說她夢到這位病人，老師馬上叮嚀她：「妳快點打電話跟她先生說，今天是她的告別式。」她對這不可思議的夢境和巧合，感到撼動。

「髓」生命安排，讓愛續緣

一張張照片，貼在她辦公室牆面一偶，訴說血液疾病患者不同的生命故事。玉娟指著其中一張照片，說：「這是來自印度的小朋友，當時他的家人分散在三個地方；爸爸是軍醫院的牙科醫師，住在當地；爲了給孩子有較好的輸血治療，媽媽與小朋友到就醫方便的地方居住；哥哥、姊姊爲了上學，住在祖父母家。治療恢復健康後，全家終於可以住在一起了。」

生死「髓」緣一瞬間，玉娟每一次面對病人往生時，還是非常難受。當遇到和自己的孩子一樣大的病人時，更是心痛。看到孩子已在彌留之際，還得受儀器、藥物折騰之苦，家屬在旁只能難過無助，她總是不能控制自己的悲傷。這幾年，她才比較可以轉念與釋懷，「因緣該斷還是要斷，生命有一定的時間，孩子提早下車，終究還是要回到最初的地方。」她學習放下，同時學習耐心傾聽，陪伴家屬度過悲傷。

走過死亡的幽谷，才更懂得生命的可貴。透過網路，看到家屬傳來病人康復後的照片，玉娟更感到高興，慶幸能參與這搶救生命的團隊。她同時學習到怎麼去珍惜生命、珍惜臺灣的健保，感恩慈濟成立骨髓幹細胞中心，讓更多生命得以延續、家庭得以完整。「自己在做慈濟配對當中，常跟家屬說，住在臺灣眞的很幸運，有慈濟骨髓資料庫，不必跨海去尋求配對，有緣的，兩、三個月就找到了，內心眞的充滿感謝。」

遇到個案要送慈濟申請補助時，玉娟會跟他們清楚說明：「這是大衆的錢，是募來的，之後的檢查費用和移植當天的費用需十一萬多，如果經濟許可請自己負擔，如果有困難可以向慈濟提出申請，『先借用』，等恢復健康，再回饋社會，希望大家不要有誤解。」她很感恩，只要提出的個案，慈濟幾乎都會補助，對這些病人家庭幫助非常大。

擔任超過四分之一世紀的骨髓移植協調師，接下許多不可能的任務，看盡生命的脆弱和重生的奇蹟，玉娟把工作當成一份神聖的使命。這是一場陪著病人往前跑的馬拉松，沿途有上坡下坡、會感到筋疲力盡、烈日暴雨會令人想放棄，但她都堅持下來，爲病人加油打氣，提供補給，陪著病人跑過每一場生命馬拉松。不論終點是什麼，都會看到努力奮鬥的生命，各自散發光彩，驅動她繼續陪著選手們往前闖關。

我是醫師，我捐髓！

——天主教輔仁大學附設醫院血液腫瘤科蕭福慶醫師

文／陳慧玉

穿上「捐贈者」字樣的淺藍色背心，血液腫瘤科蕭福慶醫師坐在塡表說明區內，協助民衆登記，並與大家分享捐贈造血幹細胞的經驗。即使前一晚在醫院值班待命，隔天一早仍風塵僕僕趕到蘆洲靜思堂，現身宣導骨髓捐贈的重要。

「聽說要全身麻醉？」「我有貧血，捐髓會不會讓身體更虛弱？」蕭福慶醫師從醫療角度，解釋現在已發展出「周邊血液幹細胞移植」的新作法，此種捐贈就像捐血一樣，只是時間會久一點。他指著當時手臂埋針位置，「血液會從手臂的針頭流進血液分離機，經過離心後，留下需要的幹細胞，其餘再打回身體裡，連血紅素都不會少，其實比捐血更安全。」整個過程大概四到六個小時。他笑著說，自己有親身經驗，幾乎都在睡覺，希望大家別聽到「捐骨髓」就害怕誤解。

驗血建檔會場內，響應的民眾偕同親友接踵而來，志工、捐贈者、受贈者，忙碌奔走，引導接待。試管架上，編號八十六、八十七、八十八……，一管管的血液樣本數不斷增加，愛心匯流，環視熱鬧的現場，蕭福慶醫師彷彿回到十五年前的臺大校園。

參加捐髓驗血的醫學生，成為血液腫瘤科醫師

二〇〇四年，慈濟骨髓資料庫在臺大校園內舉辦「搶救外文系學生詹欣恬」骨髓捐贈驗血活動，吸引眾多年輕學子熱烈響應，累計募集了一千一百九十八筆血樣。當時正在就讀醫學系大五生蕭福慶，就是其中一位建檔的同學。

高中時，蕭福慶從學校老師的宣導中聽到許多人因爲外傷或是開刀，需要輸血，卻苦於找不到血液的供應，只能轉而向「血牛」買血；這對家境困頓的人來說，無疑雪上加霜，血液來源的安全也有許多疑慮。所以從高中開始，蕭福慶就定時捐血。對他來說，捐血沒有負擔，又能幫助很多病人，是很棒的事。「當時對骨髓捐贈完全沒概念，一開始還以爲就像平常捐血一樣。」雖然對骨髓捐贈還沒有明確的概念，但蕭福慶樂於助人，在勸髓志工詳細說明後，毫不猶豫地挽袖建檔。

時光荏苒，一轉眼，蕭福慶從醫學生成爲臺大醫院血液腫瘤科醫師，派任到雲林分院服務。二〇一六年，慈濟骨髓幹細胞中心的一通來電，讓塵封已久的緣分再度打開。

「收到通知時，好開心，覺得自己終於可以幫上忙了。」知道病人不能等，蕭福慶馬上答應捐贈，全力配合。看著造血幹細胞一點一滴緩緩流進收集袋內，他在心中默默祝福：「希望受贈者能夠度過難關，重新擁有一個健康快樂的人生。」

捐後人生進階又加分

踩著踏板，汗水不斷從兩頰滴下，騎在河濱公園的自行車道上，邊吹風邊欣賞風景，蕭福慶感受到難得的輕鬆與愜意。捐贈後這些年來，健康狀況一切如常，不管是騎腳踏車或是跑步，沒有發生不舒服或是體力下滑的情形。

即使面對繁重的臨床工作，體力上也完全可以負荷。這段期間，他北上轉職至輔大醫院服務，也進入人生另一個階段——升格爲一對可愛雙胞胎的爸爸。

一些坊間四竄的謠言，例如「從脊椎抽取龍骨水」「會造成半身癱瘓」「有後遺症」等，使大多數人對骨髓捐贈有錯誤認知，誤會捐髓會對身體造成傷害。「工作上常會一直被問到，捐髓對身體到底有沒有影響？每次總要反覆強調『沒有』『絕對沒有』。現在自己可以跳出來，告訴他們，我也有捐贈經驗，溝通過程整個輕鬆多了。」蕭福慶開玩笑說著。有了親身經驗後，更具說服力。病人、家屬看到他，健健康康地坐在診間看病，許多疑問消失了，更加相信捐髓是安全的。

蕭福慶說，世界各地的數據資料都顯示，捐髓者在捐贈後，骨髓的再生能力非常強，身體健康完全不受影響，不會增加癌變機率，也不會影響免疫力，證實是很安全的醫療行爲。而且現在骨髓內的造血幹細胞，也能從周邊血液收集，捐贈過程不必麻醉，更加簡單。他期待大家多聽、多了解，一同扭轉不正確觀念。

血癌病急，配對救命

病房一隅，八歲的小正（化名）骨頭疼痛、反覆發燒感染，抽血後，確診爲「急性淋巴性白血病」。長長的鋼針硬生生地刺進骨頭，他沒有嚎啕大哭，沒有反抗掙扎，強忍疼痛趴著不動。骨髓穿刺每隔一、二個星期進行一次，還得密集地抽血吃藥、接受背針、屁股針、人工血管注射等不同方式的化療，稚嫩皮膚上，布滿密密麻麻的扎針痕跡。

這是許多血液疾病患者的日常。

病人的勇敢總讓蕭福慶覺得不忍，他說：「每當小正體力負荷不了、無助沮喪時，不哭鬧也不發脾氣，只是安靜地躺在病床上，看著與同學的合照和同學們寄來的卡片鼓勵自己，貼心懂事的模樣令人心疼。」

熬過副作用嚴重的治療期，小正非常幸運，順利配對到合適的造血幹細胞。移植後，追蹤狀況良好，終於康復出院。重生是如此得來不易。

「對病情嚴重的血液病人來說，造血幹細胞移植是他們唯一存活的機會。」骨髓幹細胞移植、周邊血幹細胞移植，是目前急性、慢性白血病、嚴重再生不良性貧血等血液疾病，很重要的治療方式。當藥物治療、化學治療已經無法醫治時，接受移植就成爲唯一可以讓病人痊癒的方法。

蕭福慶以白血病（血癌）爲例，指出血液腫瘤與其他固態腫瘤（如肺癌、乳癌等）的不同之處。實體的腫瘤在是早期階段，可以透過手術切除，降低復發及移轉的機率，但血液疾病患者的癌細胞散布於骨髓及血液中，是全身性的，一旦診斷出來，就是重大傷病的狀態。

癌細胞隨著血液流到全身各處，透過化療，分階段依比例去清除，但藥物毒性很強，沒辦法持續進行，只能間歇性地觀察追蹤，無法完全抑制癌細胞。一旦復發，往往需要更強的化療，副作用也更大。

生命無法等待，以急性白血病來說，依照病程速度，生命期六個月到五年不等，越晚治療越容易危及生命。許多急需移植的病人，常因等不到合適的骨髓而遺憾往生，因此骨髓捐贈有相當程度的急迫性。蕭福慶相信，如果大家都有正確的觀念，一同響應捐髓，當資料庫越大，能幫助到的病患就會更多，瀕死的生命也得以重獲新生。

醫師的心，總願能去幫助、去安慰

學生時期，他跟著指導老師在血液腫瘤科，學習如何照顧血液腫瘤疾病患者。「癌症的疼痛是很折磨人的，二十四小時，一直都在痛。」尤其血液疾病的病人在化療後非常脆弱，即使是平常覺得微不足道的黴菌，都會造成侵入性感染，甚至因此喪命。不捨的心念，讓蕭福慶在實習後，立志成為血液腫瘤科醫師，以減緩病人痛苦，給予更有品質的生活。

輔大醫院前，接駁車不停往返接送，廣闊挑高的門診大廳，人潮熙來攘往，二樓診間內，蕭福慶認眞爲病人看診：「抽血的狀況都OK喔，沒有感染。」「辛苦了！還有沒有哪裡不舒服？」親切笑容，化解病人不安的情緒。

對血液疾病患者來說，幹細胞移植能帶來徹底治癒的曙光。每次參加捐血、捐髓、器官移植活動，蕭福慶都會找機會分享捐贈造血幹細胞的經驗與觀念，或是主動回覆網路誤解留言，希望帶動更多人一起響應。「每次幫病人移植時，心裡都會很感謝那些不認識的人，謝謝他們願意捐贈造血幹細胞幫助我的患者。」蕭福慶看到許多病人與家屬，把對捐贈者的感激化爲行動，除了改變作息、工作型態，也主動投入勸募志工的行列，讓愛的效應不斷發酵。

十九世紀美國醫師卓魯度（Edward Livingston Trudeau）的墓誌銘上鐫刻一段話，「To cure sometimes, to relieve often, to comfort always（有時去治癒，常常去幫助，總是去安慰）」這是蕭福慶竭力踐行的信念。在血液腫瘤疾病領域服務多年，他明白，再怎麼同理，也沒辦法眞正體會到病人的煎熬辛苦，只能透過各種方式幫助病患，在他們與病魔對抗時，一起面對、給予一線希望。

「捐贈幹細胞不是醫師養成必經的一條路，能有機會以血液腫瘤科醫生身分體會整個過程，從不同角度去幫助病人，對我來說，是無可取代的經驗。」工作上，常面臨病患必須移植造血幹細胞，他得向家屬勸捐的情形，這時能有醫療專業結合捐贈經驗，是一股很大的助力。想到配對機率這麼低，蕭福慶非常珍惜也覺得很幸運，他說，這是行

傳遞愛的基因，我願意！

文／張友薰 花蓮慈濟醫院護理師

一生中能有機會捐髓救人，實在難能可貴，當再次站在生命臨界點時，只要有緣需要我，我還是會大聲說出：我願意！

從小，我就屬於瘦弱體質者，再加上病房護理人員輪值三班，飲食不正常，我的體重一直無法突破四十五公斤。一個連捐血最低體重都未能達標者，如何能完成骨髓捐贈？這是我自己及家人們都沒想過的奇緣！

從採血護理師到挽袖驗血

我因爲護理人員的身分，志願在一場校園骨髓勸募活動中擔任抽血志工。看著勸髓志工們穿著背心、手拿宣導牌，不斷穿梭在校門口、走廊間，苦口婆心地解說骨髓捐贈無損己身時，我才知道只要10c.c.的血樣，即能給血癌患者一個活下去的希望，而志工那種爲了救人一命無私的愛，堅信的態度，一直刻印在我心裡，非常震撼！

爲了要在說服學生們來抽血，當天負責抽血的我，成爲第一個挽起袖子建立資料的人。還記得那時志工目測我的體型，說要四十公斤才有資格，堅持要我量一次體重才讓我抽血，還好我早餐吃得飽飽的，體重也爭氣地讓我剛剛好達標，終於完成驗血建檔。

幸運配對，認真養小豬

不知經過幾年，也忘了自己有建檔。一個剛下班的夜晚，兩位師姊穿著制服出現在我家門口，當時心裡還納悶著這個月功德款忘了繳嗎？急忙拿著錢包就趕著開門。誰知師姊一確定是我本人，就開口向我恭喜，原來是我被配對到了！師姊問我的意願，我毫不考慮就答應了！我了解先生應該不會反對；唯獨希望先對家裡兩位老人家保密，主要是怕他們會擔心我的身體，可能因不了解而反對。

完成體檢後，才從師姊口中得知，我是該位病患唯一的機會！她們在接獲通知時，也極擔心我的意願及家人是否會反對。在取得我的同意後，師姊們才放下心中的石頭，只等一切抽血體檢報告。

也許是上蒼知道我有捐髓的決心，讓我身體狀況一切正常，只有體重剛達標準。負責體檢的醫師及骨髓幹細胞中心志工眞的非常用心，因爲擔心抽腸骨骨髓時太瘦會影響癒後，骨痂會較明顯，所以一直交代我要多進食養胖自己，提醒我再增加三到五公斤體重會較好。我家師兄也每天囑咐我要吃比平常多一半至一倍以上的量，甚至從不吃宵夜的我，被迫連同宵夜一天要吃六餐，被同事們戲稱爲「養小豬計畫」。

這個個案屬於急件，從十二月底配對成功，至隔年二月初就要馬上抽髓，我養胖自己的時間只有一個多月，「每天吃」成爲最主要功課，最後果然不負衆望，在一個月內養胖近三公斤，終於達標了！當時適逢冬天流感高峰期，讓身爲醫護人員的我一直擔心若被感染便會無法捐贈，所以一直提醒自己不要出入公共場所，避免感染並加強防護措施。保護自己、鍛鍊身體、提升免疫力，也是努力的功課。

年節時，大家都會管不住自己的嘴饞，自知身負重任又不能給長輩知道，著實考驗我的保密功力。雖然面對大魚大肉及滿櫃零食，但我因了解捐髓流程及捐髓前應避免過油食物，所以整個年節都嚴格執行清淡飲食，注意營養、衛生。家中姊妹們知道我過完年即將住院捐髓，也都會叮嚀我，而且在爸媽對我飲食突然改變提出疑問時幫我解圍，爸媽還一度以爲我生病了呢。

抄寫經文，為患者祈福

從得知配對成功到確定可以捐髓期間，我一直保持心情愉快及正向態度；希望體內好的骨髓幹細胞，能給對方正與善以及愛的能量。把「最好的」給對方，是我唯一能做的。

我當時還每天抄寫《波羅密心經》爲對方祝福，最後居然也寫了近百張稿紙，事後回想還眞佩服自己當時的耐心與毅力！當捐贈者的身體狀況準備好之時，受髓者也開始全身殲滅性療法，這段過程比捐髓還辛苦千萬倍，我祈求菩薩保佑一切順利平安，將內心的牽掛化爲祝福傳送出去。

初四，我就到醫院血庫抽自備血，以利捐贈骨髓幹細胞後能補充紅血球，因爲自體血液最安全。說眞的，平常我們幫病人抽血並不害怕針頭，但眞的換自己被扎針，而且還是用粗針頭，看到的那一刻還是會害怕。還好因爲自己經常運動，血管不會太細，血流也很順利，一下就完成自備血抽取。關懷小組師姊親自準備溫牛奶及櫻桃幫我補充營養及補血，眞的好感動！

確定可以捐贈時，才知道由慈濟骨髓幹細胞中心正式發函，證明確實爲捐贈者後，居然有五天休養的公假可請。

捐髓當日一大早，我比其他住院開刀病人還要早一個多小時就進入開刀房，主要是要確保骨髓不受汙染、捐者不受感染。

我是捐腸骨骨髓幹細胞，採全身麻醉。雖然自知只要是麻醉都有風險，但經過麻醉前評估及麻醉科醫師再次訪視，我及家人都覺得安心及放心。

捐髓如同在睡夢中進行，也不知經過多久，直到有人叫喚我才甦醒過來，而身體也只覺得如同個姿勢睡了很久，腰臀略覺得微痠，身體溫暖，也沒有噁心感。出手術室後，陪伴我的關懷小組師姊已在開刀房外寒暄問候了。

第二天一早，很開心回靜思精舍參與志工早會分享心得，感恩上人贈與觀世音菩薩玉珮及佛珠祝福。

捐完造血幹細胞，覺得自己像是重溫坐月子時光，老公及兒子們搶著做家務事，三餐有姊妹們愛心準備的補品，餐餐吃好吃飽，體力恢復得很快。自己單位的醫護同仁，也貼心地讓我暫時不必搬重物及彎腰治療病人，事事搶著分擔，讓我能充分休息。感謝同仁們以同理心相待，工作上沒有因捐髓而有所不便。

孩子繼承愛心成男丁格爾，愛的基因隨緣延續

自從捐髓後，我更注重與愛惜身體，讓自己以最好的狀況，隨時準備再一次配對，也因此認眞地維持理想體重，並開始加入捐血行列。

從事醫療工作二十多年，從最初接觸初生的新生兒，學習生命的美好與期待，到照護一般病房見到老病的無奈與過程；有些年輕人因病痛而無法就學、就業、追求夢想，而自暴自棄；甚至重症患者生死只在呼吸的剎那間。種種生命的無常，不斷上演。

或許有人將生命當成理所當然，有人爲求一口氣掙扎許久。生命的跑馬燈每秒不斷更新輪轉，我對生命的期許是認眞做自己，分秒不空過地把握當下。人生有酸甜苦辣相伴，只是如何調味才是完美比例，只有自己的味蕾清楚。

兒子滿十八歲時，主動要求我帶他加入驗血建檔行列。他說未來想當「男」丁格爾，希望自己能在救人這條路上貢獻心力，他還笑說是「媽咪的護理基因好，常心懷好念，才能不忘初衷。」感謝兒子對於救人之心的正念與堅持。

我們一家人由衷地祝福我的受髓者，十萬分之一的愛，不論您在何方，在哪個國家，我相信彼此的髓緣會傳遞在愛的基因裡，不論相見與否，這份緣永遠不會斷。

CHAPTER.5

髓愛奔忙

從死神手上搶下名單的人

文／劉蓁蓁

高溫燠熱的午後，蟬鳴聲狂妄地響徹花蓮慈濟園區。慈濟骨髓幹細胞中心行政組成員們，一如往常埋首於各式配對文件中，分頭聯繫志工，電話對談與響鈴聲此起彼落，在移植醫院與捐贈者之間忙碌不已。

捐者臨時反悔，等待的病患怎麼辦？

「什麼？懷孕了！不能捐！」突然聽到一個高八度的聲音，「怎麼辦？病患下週就要移植了！」瞬間，整個辦公室籠罩在一片低氣壓中，不一會兒，負責與移植醫院聯繫的同仁氣急敗壞地衝進來，表情嚴肅抖著聲音說：「不行！無論如何，都要想辦法，病患不能再拖了！」辦公室的空氣凝結著，每個人的情緒陷入憤怒與低落，彷彿誰的口氣重些就能挽回劣勢一樣。就在大家已失去理智、劍拔弩張時，窗外閃過幾道閃光，室內燈光閃爍跳動，隨即驚天雷擊轟隆巨響，對應著骨髓幹細胞中心所有人的心情，外頭下起滂沱大雨。

對命在旦夕的病人而言，造血幹細胞移植是他重生的唯一希望。通常移植醫院在得知有志願者同意捐贈、確定日期後，便開始為病患進行高劑量的化療及全身性放射線治療，消滅體內殘存的腫瘤細胞及致病源細胞，以等待健康的造血幹細胞植入。生命的轉機在於移植成功與否。

但捐者可能臨時反悔，或其他不可逆因素，例如懷孕、意外或健康不佳，導致這個希望破滅。對即將接受移植的個案來說，捐贈者突然喊停，絕對是晴天霹靂的打擊。

這次等待移植的是一個孩子，他說他想好好活著陪媽媽。

不能放棄任何希望，立即啟動特急件任務

不能眼睜睜看著生命就此消逝，骨髓幹細胞中心成員很快收拾起紛亂的情緒，立即啟動「特急件」任務，只能祈禱再給這個無助的孩子一個重生的機會。

救人迫在眉睫，每個人先放下手邊工作，分頭聯繫，重新再一次進行第一階段初步比對，篩選出分布在全臺各地的兩位捐贈者，並且快速地在十分鐘左右聯繫上對方，抖著手按著電話號碼，鼓起勇氣開口詢問，所有人既擔心又期待，全都摒住呼吸……

「什麼？你願意！你眞的願意！啊哈哈哈，眞的，太感謝了！」再三確定願意捐贈無誤，掛掉電話，大家一陣歡呼，但此時還不能開心得太早，還有層層關卡要過，接下來還要說服他的家人，還有他的血樣複檢是否合格。

中心立即派單給當區骨髓關懷志工，接續解說及進行抽血任務。林師姊與劉師姊兩人都是訓練有素的資深志工，馬上知道這是一項緊急任務，立刻放下手邊工作前往願捐者住處。「去家裡拜訪，看到媽媽、姊姊都在家，她們都同意。這位願捐者說他可以自己做主，救人的事他會做的。」

兩位原本備戰緊繃的師姊，鬆了一口氣，但立刻想起還要跟時間賽跑，於是在三小時內完成解說，帶著這位同意捐贈的善心人士，趕到附近合作的診所抽血。當時已晚間九點多，診所爲了配合特急件任務，延後打烊時間。

但是抽完血，已經是晚上十點了，不管是超商宅配、郵寄或者任何快遞，都來不及送件了。富有經驗的兩位師姊，立刻向中心回報，決定將這件血樣，交託隔天第一班火車快速送達花蓮。

得知救人有希望了，中心成員隔天一早便前往花蓮火車站月臺，等待第一班火車的到來。因爲等待移植的生命已經箭在弦上，所有人都不敢大意，這一路上，眞的是「跑」流程，只能用「跑」來加快速度。

當遠方的火車緩緩駛進，等待的成員第一次感受到對「抵達」的盼望。好不容易等到列車停穩，車廂門打開，從列車長手上接過血樣，謝過之後立即轉身衝回中心，立即送檢，一管送HLA實驗室，一管送慈濟醫院，實驗室繼續以特急件方式與時間賽跑，此時，所有人的心情都不敢鬆懈，因爲檢驗結果還沒出來，好多顆心都懸著，連呼吸都不敢用力。

當日下午四點，一通電話鈴響，又出現一個高八度的聲音：「全合！全合！」實驗室完成配型檢驗，檢驗結果爲十分之十全合，這個好消息，讓辦公室響起一片掌聲。「太好了！有救了！太好了！」笑容總算又回到每個人的臉上。而這位捐贈者隔日順利完成體檢，並如期進行後續捐贈。在十萬火急中臨時接下救人的任務，他只淡淡地說：「只要捐點血，就可以救一個人，爲什麼不做呢！」

全面啟動，守住生死徘徊的年輕生命

二〇一四年，正值青春年華年僅十四歲的小童（化名）被診斷出罹患再生障礙性貧血，一張張蒼白冰冷的檢驗單推著他走向了崩潰的邊緣。他就像一朵才剛剛含苞就將凋零的花朵，無力再去欣賞身邊的美景，無法和朋友們同享青春的喜樂，必須接受骨髓移植才有希望。然而在周遭親朋好友中無法找到合適的骨髓，讓他想活下去的心，又再次受到重擊。

幸運的是，負責治療他的醫院，傳來慈濟骨髓資料庫有志願捐贈者與自己配對相吻合的好消息。二〇一六年四月二日，訂好了將是重生的日子，但進無菌室治療的第四天，上天開了一個莫大玩笑——捐贈者失聯了。醫師說，如果化療的最後一天，仍然沒有合適的骨髓，那等待他的只有死亡。從雲端跌落谷底，無助的小童，只能祈禱上蒼再給他一個活下去的機會。

捐贈者因父母極力反對而無法捐贈。三月二十七日晚間，骨髓幹細胞中心緊急聯繫移植醫院說明捐贈者狀況。院方表示，病人病況危急，已經進到無菌室進行殲滅療法，因此移植日期無法延期。骨髓幹細胞中心同仁連夜加班，經過第一階段初步比對，篩選出分布在全臺各地的十一位捐贈者，由各地骨髓關懷志工展開「特急件」的尋人任務。

全臺的骨髓關懷志工在接到特急件任務時，各個繃緊神經，就怕錯過一個環節。高雄的蕭師姊才剛因腹瀉從醫院吊完點滴出來，回到家一接到任務，立即協助聯繫尋找捐贈者。

另一位在第一線處理捐贈者事宜的志工陳師姊，在得到捐贈者首肯捐贈意願後，因爲暈眩發作掛急診。另一位志工吳師姊本來就行動不是很方便，在陪伴捐贈者體檢時，大概走得太急又勞累，竟然髖關節滑脫。志工們不顧自己的身體，因爲知道在隔離室裡等待移植的病人，每分每秒都不能耽擱。

經過志工們四處奔波，終於找到四位志願捐贈者。爲了搶時間，四位志願捐贈者抽完二次血樣，未等配對報告出來，同步進行身體檢查，爲了救命，慈濟骨髓幹細胞中心不計成本，以生命重生爲第一要務。

大多需要一個月，才能完成的身體檢查、注射白血球生長激素、收集周邊血幹細胞的流程，因爲這例特急件趕在一星期內完成，總算將造血幹細胞如期輸注到病友體內，迅速搶救一個寶貴生命。

難以預料的結果，關關難過關關得過

每逢捐者臨時反悔，或因故無法捐贈，便是啓動特急件任務時。搶救生命，不只在於醫療院區的急診室、移植室，也在於行政體系與志工關懷小組每一個環節是否能緊密連結上。

「黃先生，恭喜您的造血幹細胞被配對上了，請問您是否同意捐贈？」骨髓幹細胞中心行政組，近年來受到網路謠言影響，不僅建檔活動召募困難，好不容易配對上，拒絕捐贈的情形也層出不窮，中心同仁與志工不是被當成詐騙集團掛電話，就是承受各種出言不遜的辱罵，甚至得應對五花八門拒絕的理由：

「什麼？你們家神明說你不能捐？擲筊問的？神明怎麼會阻止救人？」

「捐者說他如果請假來捐贈，老闆叫他不用來上班了！」

「捐者說我們會賣掉他的血，賺黑心錢。」

「捐者說有大師指示，他不能往東行。」

一次又一次的拒絕，一次又一次被掛電話，拒絕理由常叫人覺得好笑又好氣，大多聽起來都有道理，少部分極戲謔。但關懷小組聯繫人員掛下電話後，常跌入愁雲慘霧、重生無望的哀痛裡。

建檔配對成功卻拒捐的人，沒有感受到生命的無常，沒有仔細想過，因爲一個理由，即可輕易毀滅一個生命的唯一希望。

無數信念與愛的支援，圓滿每一次生命的奇蹟

骨髓幹細胞中心行政組同仁每天的電話聯繫工作，都會遇到被拒絕的時刻，既要苦口婆心，又得耐心解說，有時遭到曲解或辱罵，也許難過也許氣憤，但擦乾眼淚，又繼續拿起話筒進行下一個勸說，任務實在艱難也備受委屈。

行政組總共不到十五位成員的人力，撐起造血幹細胞捐贈的整個流程，相當辛勞，但他們不怕辛苦，從不退縮。如果沒有義無反顧的志工群，在幕後無所求地付出與支援，實在無法完成一個又一個生命的連線，圓滿一個又一個愛的奇蹟。

全臺灣骨髓幹細胞中心認證志工超過一萬人，遍布全臺各縣市鄉鎮，包括澎湖、金門等離島各地，不論白天黑夜或假日全天候待命。他們肩負使命感協助捐贈過程中的所有業務，展現高效能。有的捐贈者因工作、家庭等因素旅居海外，一旦被通知配對成功亦同意捐贈時，此時會透過海外慈濟志工協助聯繫，海內外接力完成任務。

海外其他國家的骨髓資料庫，如有配對到的捐贈者正好人在臺灣求學或就業，海外

資料庫便會將捐贈者資料轉給慈濟骨髓幹細胞中心，委請協助在臺灣完成造血幹細胞的收集。慈濟骨髓幹細胞中心服務無遠弗屆，整個世界地球村都是服務的範圍。例如二〇一八年，義大利第五例捐髓者娜塔兒來臺當交換學生，在臺灣完成骨髓幹細胞捐贈，由義大利移植醫院取回爲病患進行移植。

當醫療進入精準科技的年代，有一群人仍以他們的行動和時間賽跑，在層層艱難繁瑣中找尋希望，像一個個捍衛生命的勇敢戰士，不畏眼前的艱難，也要從死神手上搶下名單，尋找重生的契機。

三年十七次生命快遞

文／劉蓁蓁

「這是我第十七次來臺取髓！」

二〇一八年六月，來自北京博仁醫院的喬麗，在花蓮慈濟醫院二樓準備進入檢驗科取髓時，細數她來臺取髓的次數。她也是慈濟骨髓幹細胞中心成立以來，取髓次數最多的一位醫院取髓人員；從二〇一五年二月第一次來臺取髓開始，三年多來喬麗累積了十七次的往返，每次停留不到四十八小時，其中有三次是一趟帶回三例骨髓幹細胞，因此十七次在海峽兩岸之間往返，總共帶回二十二個生命希望。

每一次奔波轉程四千公里，三年六萬八千公里數，每一次取髓送髓，她不敢多所停留，只爲了搶時間與生命競賽，爲身心都處於陰暗面的血液疾病病人與家屬，找回生命的陽光。

喬麗是北京博仁醫院病人服務辦公室主任。在此之前，她在北京河北燕達醫院陸道培血液腫瘤中心擔任檢索專員時，認識了慈濟骨髓幹細胞中心，展開了她的取髓之路。也因爲每次來臺灣的任務都是爲了救人，喬麗總是來去匆匆，對臺灣最熟悉的路線，莫過於桃園中正機場、臺北車站、花蓮車站與花蓮慈濟醫院之間；這條南來北往的交通路線，也是運送血液疾病病人重生希望的「生命線」。

願當運送希望的使者

延續著多年來與慈濟骨髓幹細胞中心建立的情緣，喬麗轉任北京博仁醫院擔任病人服務辦公室主任之後，繼續擔起取髓送髓的任務。

北京博仁醫院二〇一七年才成立，是血液腫瘤治療相當專精的醫院；院內開放病床多達一百七十床，移植室十九床，造血幹細胞移植團隊也具有豐富的移植經驗，從年紀最大的六十八歲、到年紀最小的兩個月的移植個案，都相當成功。

喬麗讚許慈濟骨髓幹細胞資料庫的專業，與慈濟醫院在收集幹細胞的品質。口耳相傳下，他們的病友會主動要求醫師直接向臺灣配對，「因爲速度快，服務好，品質又佳。」

北京是人口密集的城市，據二〇一七年的統計資料，常住人口有二千一百七十萬人，血液疾病病人比率相對較高。喬麗每天在醫院和病人相處，看著他們與病痛艱苦對抗，即使必須風塵僕僕飛往臺灣取髓，但心疼病人身心所受的煎熬，她總是義不容辭，繼續在臺灣海峽兩岸之間擔任運送希望的使者。

每次來回的匆忙間，她總不忘比手勢和骨髓幹細胞中心同仁異口同聲說：「一起努力！」「這對病人來說是一個重生的希望，這種感動幾乎每天都會有，從最初配到捐贈者，到後來高分辨配型（高解析配型檢驗）的供者（捐贈者），到供者同意去體檢，體檢合格，再確定可以捐贈，每一步對病患來說，意義都很重大。」

有無數雙手，為你撐起一片天

返回北京之後的喬麗寫下日誌，記錄這段取髓的過程。看到病弱的生命隨著時間流動不斷變化，從失望到希望、身心的煎熬、生命的韌性，尤其在受贈者與家屬焦急的等待中，這些起伏最爲深刻。她寫了一封給受贈者的信，告訴受贈者，有無數雙手爲他撐起一片天，鼓舞他生命種子正在萌芽，想陪家人吃飯、散步的小心願，就快要實現了。

二〇一八年六月取髓日當天，回到北京已經是晚上八點，喬麗揹著取髓箱抵達醫院。電梯停在移植倉的樓層，門緩緩打開，看到病人的父親坐在電梯門口的候診椅上，茫然地望著她，不知等待多久了。看到喬麗從電梯走出來，激動地站起來說：「妳回來啦！這，這是我家的幹細胞嗎？」喬麗說，當時病人父親激動的情緒感染了她，讓身為「老油條」的她竟也跟著激動起來，總覺得該說點什麼讓他開心些，卻莫名地詞窮。於是拿出捐贈者親筆寫的祝福卡交給他，他一邊看一邊說：「好，寫得真好。」

喬麗給移植病人的信

棒棒的小伙子：

你好！

在你第一次移植失敗後，來到博仁醫院治療，我們很榮幸為你提供了非血緣檢索的服務，更加榮幸的是，由我趕赴臺灣，為你取回重生的火種——這也是北京博仁醫院成立以來，第一例來自臺灣慈濟骨髓庫的非血緣造血幹細胞。

其實我們從未見過面，我印象更深的是你的父親，一位外表整齊清爽、處事四平八穩的人。五月的一個傍晚，我例行進行醫院行政總值班的巡查，在門診大廳外遇見了你的父親，他一個人站在門柱後的陰影裡，正在抽菸。那兩天正是你的母親體檢結果不理想、而非血緣供者（捐贈者）尚未有配型結果，現實的焦灼將這位溫和穩重的人推向了那一方陰影。

幸運的是第二天，慈濟骨髓庫就發來了供者高分辨（高解析）報告，配型結果顯示有九個位點相合。醫師看過報告後，決定立刻為你申請供者體檢，但是由於血壓過高，他不得不進入為期一週的血壓複查期。這讓臨床治療團隊和你的家庭，再一次陷入焦灼的等待。

所有的等待，終將花開。五月底，我們終於收到了慈濟骨髓庫發來的供者體檢合格報告，以及供者願意配合取髓的消息！那一刻，所有人欣喜無比！你的治療團隊終於可以鬆一口氣。你的父母、姊姊終於可以安心地為你準備入倉物品。

一切都在朝著你的小夢想步步邁進！

二〇一八年六月，捐髓日一早，生命的接力開始了。五十天的檢索協調，四十個小時的兩岸往返奔波，近四千公里的行程轉換，醫院、骨髓庫、海關檢驗檢疫等多個單位多個部門的協同配合，無數雙手為你撐起一片天，我們一起努力，為你把非血緣，變成血緣。

二〇一八年六月取髓這一天傍晚，飛機順利降落在首都國際機場，一場雨濕潤了北京城，也滋養著你——等待新生的生命。

願你的新生命茁壯成長，早日歸家，願你努力實現自己的小夢想——陪伴家人吃吃飯、散散步、曬曬小太陽！

祝福你，喜樂，安康！

交通因素須克服，無奈天氣難掌控

就是被病人與家人欣慰的表情所感動，讓生命延續的圓滿，喬麗不辭辛苦當臺海之間的空中飛人。也許有人很羨慕喬麗可以經常外出、飛往各處，殊不知喬麗總是在機場與交通要站之間奔波，大部分時間都花在交通移動上，絕少有機會去參訪或是順道去哪裡逛逛，喬麗來花蓮慈濟這麼多次，卻連附近的觀光景點都沒踏進過。取髓過程，除了交通的班機時間、列車時間怕誤點外，天氣也經常成爲不可抗拒的變動因素之一。

二○一八年編號第八號的瑪麗亞颱風離開臺灣之後，太平洋遠方又再度生成第九號颱風山神；另一頭，北京也連續幾天遭遇暴雨及雷電，部分地區還降下特大暴雨，引發多處山洪暴發，北京市區多處淹水。受雷雨與黃色暴雨警報影響，北京首都機場數天內幾度啓動大面積航班延誤紅色預警，取消了一百到三百個班次不等的航班。

此時，喬麗身負一名少年的重生希望，雖然接連幾天大雨打亂了航班，但她抵達臺灣時，卻非常平順，臺灣雖然發布山神颱風警報，但因方向北偏，天氣良好，讓喬麗暫時鬆了一口氣，期待取髓任務就如在花蓮見到的天空一樣晴朗無雲，殊不知，眞正的挑戰發生在飛離臺灣之後。

暴雨來襲，班機無法降落

喬麗花蓮取髓後，預計搭乘下午一點從桃園出發的班機，預計在下午四點四十分抵達北京首都機場。然而，卻在飛機即將降落之時，間歇的大雨又再度滂沱起來，由於能見度太低無法降落，班機在空中盤旋超過五十分鐘後，決定轉往山東濟南的遙牆國際機場降落。喬麗當時心被震了一下。

「起飛前一直關注天氣報告，都沒有降雨，所以聽到廣播很驚訝。」取髓送髓累積豐富經驗的喬麗，當得知飛機有可能轉往其他地方降落時，心急之餘同時想出幾個備案，無論如何，都要讓這救命之髓如期送回移植醫院。

「一般是等再起飛，起飛無望就趕緊搭高鐵，如果高鐵也沒有了，條件允許就打車（搭計程車），如果啥也沒有，就趕第二天最早的飛機或高鐵。這時候，眞的很感謝我們生活的高科技年代。」經驗，讓喬麗臨危不亂，她不僅規畫替代方案，也開始思索如何讓送髓任務及時完成。

當北京大雨影響了航班的起降，救命之髓無法準時送回醫院時，最擔心的莫過於受贈者的家屬。尤其是受贈者的母親眉頭深鎖，愁容不展，陪同的志工也跟著揪心，不斷追蹤天候及交通狀況，也討論如何因應這突如其來的變數。

爭取任務同盟，使命必達

因爲大雨不能降落北京的班機，當機長廣播通知乘客必須轉往山東濟南機場時，喬麗立即向機組人員說明，自己身負送髓救人的任務，有時間限制與重要性。這一說明，讓機組人員有了使命感，設法爭取最快的應變方案。

隨著分秒過去，接受移植的時間越來越緊迫，在此同時，陰霾的天氣逐漸穩定，機場恢復能見度，轉降濟南的飛機傳來重新起飛的訊息，在北京，一顆顆原本低落的心便開始有了盼望。喬麗開心地說，也許是大家的心願產生力量，大雨很快就停了，經過機組人員積極溝通，一個多小時候後，班機再度飛回北京首都機場，「當時預計晚上九點左右到醫院，眞正抵達的時間和預估時間差不多。」

見到取髓的喬麗帶著寶貴的造血幹細胞回到博仁醫院的那一刻，大家緊繃的情緒才終於緩和下來，笑容與掌聲頓時盈滿病房。這歡喜是爲了取髓任務的成功，也爲等待移植的孩子鼓舞重生的希望。

原本緊繃到不能呼吸的受贈者母親，擔心剎那間獲得釋放，悲喜交加而泣，接過歷經波折才取回的救命之髓，她熱淚盈眶，情緒激動不已。喬麗說：「當時病人的母親捧著裝幹細胞的箱子，心裡覺得酸酸的，她已經堅持十年了。」

當下，所有人都感受到一位母親想搶救孩子的急切，幾乎恨不得用自己的血來換取孩子生命的愛。看到這彷彿黑暗中見到光的喜悅畫面，喬麗更感受到捐髓救人的無私大愛，是人間至眞至善的美。

「這時候更加覺得捐贈者眞的很偉大，也許他還不知道自己的行爲有多大的意義，但在他同意捐贈的那一刻，就是一份好因緣的開端。」

髓緣，臺灣的慈濟媽媽

在十萬火急又變化無常的取髓、送髓過程中，喬麗最感恩一路陪伴的慈濟志工張秀鑾。

「我第一次來到臺灣時，是秀鑾師姑來接我，十七次裡有十三次都是她陪伴。」三年的取髓任務，她和慈濟志工張秀鑾建立了深厚的情感，她形容秀鑾師姑就像她在臺灣的媽媽一樣，在食衣住行上無微不至地照顧，她眞心感動，也珍惜這份緣分。二〇一八年年底喬麗出閣之喜，她特別邀請秀鑾前往北京擔任她的貴賓，分享她人生的喜悅。

秀鑾第一次和這位黑龍江姑娘喬麗見面，就覺得她客氣又直爽，閒話家常時，知道她早年喪父，自己和媽媽相依爲命，在努力求學下，大學畢業後進入職場，得到上司欣賞與信任，才派她來臺取髓，讓秀鑾既讚歎又心疼。「她的年齡和我小女兒差不多，所以我也把她當女兒看待。」

取髓送髓的過程，最怕遇到的是班機延誤。在秀鑾陪同取髓期間，也曾遇到北京航班延誤五個多小時，由於事發突然，飛機與鐵路班次無法銜接，秀鑾只好請先生施永春幫忙，開車到桃園接機後，驅車載往羅東車站，轉搭火車趕往花蓮取髓；如果先生沒空，就請女兒擔任送髓司機。在緊急時刻，慈濟人總是可以隨時補位接變化球，讓喬麗相當感動，也正因爲如此，她和秀鑾師姑一家人變得非常親近，每逢來臺取髓便希望由這位臺灣媽媽陪同。

取髓之外的懷念滋味

在黑龍江出生長大，在北京唸書工作的喬麗，未到臺灣之前，只聽過地震之名，卻不知地震的威力。也因來臺取髓的機會，讓她親身體驗到地震的搖晃威力。有一次爲了在清晨取髓，她在前一夜抵達夜宿花蓮，卻遇上兩次花蓮有感的三級地震，「當時感受到一陣天搖地動，嚇得往外衝，可是卻發現整個宿舍安靜得像沒事一樣，竟然都沒有人驚慌失措！」喬麗天亮後談起心裡的恐懼，讚歎花蓮人的淡定，想必是多年來練就出來的功力。

二〇一六年二月初她從臺灣結束取髓行程回到北京，便傳來高雄美濃地震造成臺南

強震颱風護髓無懼

文／劉蓁蓁

二〇一八年二月六日花蓮大地震前幾天，不同於以往較大地震之後的有感地震會越來越弱，那年二月發生的地震，不僅頻繁，而且震度一次比一次強，連日的地震讓花蓮人忐忑不安。

「二月六日早上搭火車，中午一點多抵達花蓮，快到臺東時就有地震，車上所有人的手機警報鈴響個不停，外籍朋友很緊張，問我說常常這樣嗎？捐贈者的女友還幫忙回答說：『不會。』」

當時前來陪髓的志工張玲淑回憶，那天陪同的志工還有吳永宗、張美香，以及捐贈者的女友同行，一行五人前往花蓮慈濟醫院的途中，其實已有大震將至的緊張氣氛。

「當時也有參加營隊的小朋友，火車上所有人都感覺到不太尋常，因爲警報只要有四級以上就會一直響，大家因爲這個警報焦慮地相互聊起來。」

夜半巨震，因愛無懼

當晚深夜十一點五十分，潛藏在花蓮地底的能量大爆發，劇烈震動，芮氏規模六，地震深度只有淺淺的十．六公里，花蓮市震度高達七級。當下彷彿天崩地裂般，玻璃破碎、櫃子傾倒、磁磚崩裂、建物倒塌，崩毀聲轟然巨響，驚嚇的尖叫聲、物件掉落聲此起彼落，黑暗中凝結的恐懼，彷彿有一個世紀這麼長。

地震停止後，隨即而來的是救護車鳴笛的尖響此起彼落呼嘯而過，載著傷患的汽機車從四面八方湧入醫院，醫院外圍瞬間成了大型停車場，傷者神色驚慌表情痛苦地衝入急診室，推床的志工，送來急救的病患，趕來搶救的醫護人員，還有要來支援的行政醫務人員，幾乎在同一時間湧入。

花蓮慈濟醫院在地震後二十分後，於午夜零點十分啓動代號「紅色九號」的大量傷患應變機制，醫院各樓層同時響起廣播，廣播的聲音雖然鎮定，但仍聽得出緊急與強壓緊張的顫抖音，要求各院區在安置完住院病人、留置適當的人員後，其餘醫護同仁立即前往急診室；並要求各樓層清點血壓機等設備，全數送往急診室支援。除了當天值班與交班人員，緊急調度兩百多位醫師、護理師、醫檢師與行政人員等回院協助。

急診室依過去累積的經驗與平日的演練，進行檢傷分類，依重、中、輕傷進行救治，醫護人員成了黑暗中的救星。急診大樓內充斥著哀嚎哭喊與要求支援的聲音，院外救護車擠不進來，交警指揮的口哨聲引導著，直升機夜間升空盤旋在花蓮市上空，隨後傳來統帥大飯店與雲門翠堤大樓倒塌的消息。

國軍立即進駐，成立緊急救難救助中心，政府也成立緊急收容中心，慈濟志工深夜出動關懷，精舍迅速準備熱食與毛毯，交由志工送往收容中心與災難現場發放。清晨各式重型機具進駐，花蓮市瞬間成為一級災區。

志工無眠，分工守護捐贈者

「二月六日那晚被嚇醒，沒想到地震這麼嚴重！」原本已經入睡的玲淑說夢中驚醒最是驚嚇，由於當晚住宿在慈濟醫院招待所，男女不同房，和師姊住同一間的捐贈者女友，在陌生的環境受到驚嚇，不斷哭泣顫抖。

「那天也比較冷，當時捐贈者女友還沒睡，我去敲門，帶給她大浴巾，並幫她包起來，請她不要鎖門。」美香描述當天氣溫比較冷，因為她天性比較敏感，一直聽到地鳴聲，心裡感覺很不安，臨睡前還先去浴室巡視才回房，沒想到就開始大震，電風扇也倒了，「我衝到捐贈者女友房間，她一直哭，才大二的學生，皮皮挫，棉被枕頭掉一地，還好有包浴巾。吳永宗師兄與捐贈者住對面，地震發生後，都沒穿鞋子就衝出來。」

「當晚把捐贈者叫過來，不要單獨在房間。」三位志工立刻任務分配，展開守夜任務，無論如何都要守護好捐贈者。「再怎樣害怕，我們還是要讓捐贈者安心，我們讓他去睡房間，我們三個守在客廳。」張美香說：「當天就震了一百三十五次，我們三人在客廳聊天、看電視。吳永宗說：「我們三個人分工，玲淑負責開門，我負責拿行李，美香負責照顧捐贈者。只要再震，我們三人就互喊：『快點！快點開門！』叫醒捐贈者，準備往外跑。」

「我們三個整晚都沒睡，守著電視，後來知道統帥倒了，哪裡的大樓也倒了，很驚訝災難這麼大。我們在慈濟的建物裡不擔心啦，只是擔心東西掉下來會打到人，手機預警系統一直響，很令人不安。」年逾七十的吳永宗表示，強震後在災區的陪髓經驗，是他這輩子最難忘的事，那一夜真的很漫長。「那時只怕捐贈者受傷，我們三個很團結，想法很單純，把捐贈者顧好，要趕快去救人。」

三位年過半百的志工，心繫救人使命，勇敢守護捐贈者，在危難中反而更加團結。「地震就地震啊，慈濟起的厝就勇耶，沒在怕的啦！我自己沒驚到，都是被師姊驚嚇到，玲淑師姊一地震就彈跳起來，哇哇叫，我被她彈起來的動作嚇了好幾次。（笑）她的驚嚇比地震還恐怖。」吳永宗提到當時被玲淑嚇到的狀態，美香聽了也不禁大笑起來，「第一次餘震她叫很大聲，第二次就被我罵『妳不要吵到捐贈者』，第三次她自己就把嘴巴摀住。」美香當時雖然害怕，但現在回憶起來也可以笑著描述了。

上百次餘震，高樓勇敢捐贈

強震過後，餘震不斷，好不容易度過最漫長的一夜。天一亮，捐贈小組即前往慈濟醫院感恩樓十一樓的造血幹細胞收集室報到，讓捐贈者施打第五劑的白血球生長激素，對於捐贈者救人的堅定信念，三位陪伴志工相當感佩。「感恩一早捐贈者絲毫沒退卻，捐的過程中還一直天搖地動，只有在打第五劑的針時，他問：『師姑，針會不會斷掉？』」

這一段震驚捐髓過程，美香已能笑談過往，因為當時他們身處十一樓高處感受更劇烈，捐贈者的心情，全都反應在收集的速度上。「十點多針打上之後，血液分離機跑了一個多鐘頭，細胞被嚇到了，血都跑不太出來，後來捐贈者說：『阿姨，我有帶遊戲機，可以玩嗎？』我們馬上去搬了電視過來，捐贈者開始打遊戲後，血液就跑得很快，我還記得那個遊戲是『打妖怪』，我也看得懂，因為我孫子有在玩，哈哈哈！」

當捐贈者進入造血幹細胞收集後，三位志工才鬆了一口氣。雖然整晚沒睡，但陪伴的任務還要持續，三個人就輪流休息與陪伴。

事後回想這段震驚時光，永宗師兄很安慰地說：「好在捐贈者有睡，萬一沒眠怎麼辦，擔心影響他的捐髓品質。」三人心裡掛念的還是等待移植重生的病患。

患難見真情

年過六十的美香師姊說有四天沒好好睡，這趟回到家立刻躺平昏睡，連孫子都覺得不可思議，頻問：「阿嬤怎麼了？怎麼這麼愛睏？」美香感恩在陪髓的過程中，與捐贈者從不認識，到認識，後來像家人一樣的親，不知是幾世修來的善緣，能有此福報！

災難來臨，難行、能行、守住救人任務，每每回想這段震驚歷險記，玲淑師姊滿心歡喜。「我們這輩子永遠忘不了那一夜的驚嚇與強作鎮定，三個人的感情，也因一起走過災難，特別堅定。也很感恩捐贈者，從頭到尾沒有說『不』。」

二月六日前後，前震、強震、大大小小餘震，三天將近三百次。感恩捐贈者堅定無悔，勇往直前，完成造血幹細胞捐贈。感恩陪髓志工三日無眠，只為安定捐贈者與取髓者的心。感恩取髓人員為愛堅持，災區取髓，如期帶回移植醫院搶救病人。勇者無懼，他們都心繫有緣人在等待重生的契機。

生命如風中殘蠋，變數接連登場

盛夏的七月，太平洋海面上熱帶氣旋不斷生成，之後又快速擴大增強成颱風。二〇一八年第八號颱風瑪莉亞才剛生成，立即從輕颱轉為中颱，很快又轉為強颱，變化速度之快，十分罕見。全臺海陸空交通嚴陣以待，在安全考量下，紛紛取消航班停駛停開。

但取髓行程既定，病人已進行殲滅療法準備就緒，正在等待的生命不能說停就停。遠自南京鼓樓醫院啓程的取髓行程，也因颱風瑪莉亞大受影響。取髓醫師徐岳第一天抵達臺灣時，班機便已延誤五十分鐘，原訂夜間八點四十分發車前往花蓮的普悠瑪號火車也趕不上，陪髓志工周陳貴珠師姊一邊了解颱風動態，一邊與骨髓中心同仁密集聯絡，當下改訂夜間九點二十二分的火車，只是抵達花蓮時間已是深夜十一點半了。

順利上了火車，但整個任務並沒有因此而平順。就在前往花蓮的火車上，徐岳醫師接到航空公司通知，隔天飛往南京的航班取消，貴珠師姊立即與骨髓中心討論，決定更改行程，改訂隔天飛往上海的班機，再轉搭高鐵回南京，但不管是透過航空公司還是旅行社訂位，都是保留候補的狀態。因爲颱風路徑飄搖不定，加上所有未宣布停飛的班機經濟艙都已客滿，只剩下一班下午三點半的商務艙還有座位，在選項越來越少的情況下，當機立斷馬上訂下價格較高的機票。接下來，鐵路局也宣布隔天的火車班次中午以後全部停駛，從航班到鐵路，整個取髓行程被迫提前，如果沒趕上火車，勢必耽誤送髓任務，一整個行程跟著颱風不斷轉向。

跟颱風賽跑，趕在最後十分鐘前起飛

爲求送髓任務能夠提前，骨髓幹細胞中心同仁連夜接力網路訂票，力求可以趕在清晨進行骨髓交接，幸運的是在前一晚即順利完成足量造血幹細胞的收集，讓徐岳醫師可以趕在火車停駛前，與陪髓志工貴珠師姊搭上清晨六點四十分的火車前往臺北。

一個病弱如風中殘燭的生命正在等待，送髓任務顯得更加重要，徐醫師從落地臺灣便沒有一刻鐘得以放鬆，所幸貴珠師姊經驗豐富、從容應對，加上骨髓中心同仁的冷靜協助，果決地更改了火車與飛機航班。待取髓醫師與貴珠師姊順利在火車停駛前趕到機場後，他們抬頭一看，發現機場航班看板全都顯示停飛的紅字。

距離全面停飛的時間只差十分鐘，徐醫師總算搭上當天飛往上海的最後一班班機。一顆心才稍微放鬆，又開始擔心起來，因為在飛機還沒眞正起飛、落地前，仍要有接受變數的準備。

如果沒有颱風攪局，徐岳醫師原訂搭乘傍晚五點二十分直飛南京的班機，預計晚上七點半抵達；但因為班機停飛，他得提前轉飛上海，到達浦東機場後，再轉搭高鐵回南京鼓樓醫院。這一路上徐醫師從飛機、高鐵到汽車轉乘接駁，抵達鼓樓醫院時，已經是深夜十一點多了，等到鼓樓醫療團隊做完詳細檢查後，將造血幹細胞回輸給病人，都已是隔日凌晨了。

沒有休息的徐岳醫師待一切醫療都進入軌道後，知道遠方的志工與骨髓中心同仁還在擔心，立即回傳訊息給慈濟的貴珠師姊，告知任務已完成。雖有驚但無險，總算是在艱難的變數中完成了救人的任務。

儘管極端氣候帶來波折，讓送髓之路添增波折，同一時間，所有人雖然在不同空間，卻都有相同心念——祈求平安，克服萬難。髓緣之愛在眾人合作接力下牽成，是圓滿也是重生，歡喜的淚水與笑容也在這一刻眞實流露，讓等待的病人，即時獲得重生的救命之髓。

高效率的質樸

文／謝雙峰　南京中山大學孫逸仙紀念醫院血液內科醫師

身為一名普通的血液內科醫師，我來自南京中山大學孫逸仙紀念醫院（中山大學附屬第二醫院）。從二〇〇二年以來，進入血液內科和造血幹細胞移植領域，見證了很多血液病患者的悲歡離合經歷。

和慈濟結緣始於二〇〇六年，當時苦於多名患者無法找到合適的造血幹細胞供應者，聽說臺灣有骨髓庫而且還向大陸供髓。得益於網際網路的普及，我搜尋到慈濟的網站，被慈濟的宗旨和精神深深吸引。抱著姑且一試的心情，我發出一封電子郵件，說明我所處的醫院概況，以及近期有患者期望得到慈濟的幫助配對；出乎意料的是，很快（記得是第二天，還不到二十四小時）就收到回覆，而且有詳細的聯繫電話，以及幹細胞檢索流程等，讓我深切感受到慈濟的高效率和質樸，也發自內心地喜歡上慈濟。

當然在之後的聯繫交往中，我感受到這是每一位慈濟人的優質涵養，我接觸的每位員工、志工，無不盡心盡力且充滿效率。我記下很多好聽的名字如：佳瑜、君洳、雅文、慧鈴；從一開始的傳真到後來的郵件往來，和很多慈濟員工、志工成為要好的朋友。

赴臺取髓，找到內心寧靜

因爲治病救人、骨髓幹細胞捐獻和慈濟結緣，我也多次赴臺取髓。

第一次赴臺是二〇〇八年初；清晰記得當時安排了三天的行程，一天半臺北，一天花蓮；見到「藍天白雲」的制服；當時還看了《鑑眞大和尚東渡》電影，觀影一個多小時裡，大廳滿滿的觀眾都安靜的以標準坐姿坐著欣賞，非常讓我震撼。

後來多次赴臺，每一次都有不同的心靈震撼，有了多次的臺灣行程，增加了心靈的淨化。處在日常充滿焦慮和浮躁的環境，我在慈濟能找到內心的寧靜和方向。

病患康復是醫師最大的財富

接觸慈濟，我也喜歡上「靜思語」；非常喜歡靜思語傳授的道理，比如「施比受有福」。也感覺到日常工作能無私地幫助病患康復，獲得病患感激的語言和眼神表情等，精神感到愉悅，這才是最大的財富和幸福，也是病患給我們醫師的施與。

「不要讓境界影響我們的心；心要能控制境界，這就是定力。」這個靜思語懸掛在花蓮慈濟醫院走廊，道出我日常醫療行爲中很多成敗得失之間的取捨，如何做出正確的選擇。

表面來看，我們血液科團隊多次臺灣取髓，幫助了病人，而深入來看，病人的康復和慈濟的經歷，是讓我們得到了很多。近幾年來，由於工作的忙碌分身乏術，只能安排科室實驗技師、護士等赴臺取髓，她們的感覺和我是類似的，結緣慈濟是心靈的震撼和心靈的洗禮，也相信慈濟的精神能更廣泛的傳播到全世界，造福大眾。

以愛聚力清迷妄——髓緣公益影片的誕生

文／曾慶方

當「髓緣愛」的行動遇到網路酸民無情攻擊，受害最深的就是在世界各地等待移植這一線希望的病人與家屬。當網路謠言攻訐慈濟時，最焦急的就是無法取得配對者同意的慈濟關懷小組志工們！曾經，網路誤會最深重時，一場驗血活動只募到一支試管的血樣，甚至有志工在街市宣導時還被無理路人唾罵。

面對網路鍵盤手的汙衊，志工助人的一念心沒有被澆熄，反而積極開拓一條新的溝通管道，希望「捐髓救人，無損己身」的正確觀念能更普及，不要讓病人錯失重生的機會。只要有願力，就能讓助人的夢想落實成眞。微電影《有一種等待》與公益影片《阿孫要配對》的籌拍攝製，便是緣起於關懷志工陳瑋瑋的一念心。

抗癌小男孩，感動王牌製作人

二〇一〇年，因爲關懷到申請配對的受贈者，慈濟骨髓關懷志工陳瑋瑋認識了當時九歲的血癌小病患劉勁逸與他的家人。長期關懷下，雙方互動溫馨，志工和勁逸一家培養出感情，經過雙親同意，讓瑋瑋邀請志工記錄勇敢的小勁逸抗癌的過程。但因資料累積太多，很難收場，瑋瑋就邀請同在內湖區擔任慈濟志工的陳慧玲一起探視勁逸。陳慧玲是大愛劇場、金鐘獎戲劇製作人，她探視完勁逸、看完所有資料後，就帶著攝影機默默地去醫院補拍畫面，和志工一起完成紀錄片的剪輯。

拜訪過勁逸一家人之後，慧玲對於病人與家屬的堅毅和病苦，深感揪心不捨，瑋瑋也向慧玲提到多年擔任關懷志工的心得，與勸髓時遇到的種種困難，希望能有一支介紹骨髓捐贈的影片，讓大眾更加正確了解什麼是骨髓捐贈，適時補滿不同的志工以不同的表達方式所造成訊息傳達的落差。

身爲資深媒體人，慧玲清楚知道影片傳播的正向力量，當下答應投入影片的籌製。但這個心願，直到二〇一六年七月二十四日才開始落實推動。當時，網路與政論節目對於「慈濟」有很多誤解與抨擊，導致社會大眾捐髓意願降低，甚至曾在南部連續兩天舉辦的骨髓幹細胞驗血活動時，準備了一百多支試管，卻只募到一位志願驗血者，甚至有民衆失去理性，唾罵驅趕志工。

關懷小組志工們的無奈與沉重，讓這支影片的籌拍更顯重要。當天與會者除了陳瑋瑋、陳慧玲，還有花蓮慈濟醫院醫務祕書李毅醫師，大愛劇場編劇張秀玲，慈濟骨髓幹細胞中心時任行政組長張筑聿與同仁洪佳瑜，慈濟醫療法人人文傳播室的高級專員曾慶方。那一天的會議，確認所有與會者以志工身分，自募經費並自發性籌拍影片，但委請慈濟骨髓幹細胞中心擔任顧問，提供正確的造血幹細胞捐贈與受髓的相關資料。

志工自發籌拍，演員公益演出

二〇一六年八月十五日，第一次籌拍會議展開，共規畫出三部影片，主題分別爲：「血癌患者等待配對的漫長」、「健康捐贈者的見證」、「是捐贈者也是血癌病人家屬的救人願力」。

預計拍攝的第一部影片《有一種等待》，是一部約十分鐘的微電影。爲了此片，陳慧玲運用自己在演藝界的人脈與所有資源，甚至自掏腰包投入影片籌拍。感恩協助募集資金的曾慶方與默默贊助經費不願具名的志工菩薩。感恩林立書導演和團隊願意接案；

感恩十七歲知名演員歐陽娜娜在母親傅娟接獲慧玲邀請後，一口答應接演罹患血癌的少女；演員林嘉俐以慈濟志工身分，接演只看得見側影與背影的焦急母親。

《有一種等待》開拍，三位飾演女主角同學的臨時演員當中，林涵是陳慧玲的女兒，另外兩位則是林涵的高中同學張耀龍、盧冠軒，三位年輕學子無償義務演出，他們的青春活力是影片中女主角生病前最快樂的回憶。

網媒劇院放送，贏回社會關注

經過緊鑼密鼓的剪接、後製與修改，二〇一六年十二月十四日《有一種等待》正式於YouTube上線，陳慧玲積極接洽，影片在雅虎首頁首播。首播之後帶來許多正向的回饋，志工們將影片帶入校園宣導，預約驗血單開始明顯增加，重新引起社會大眾對造血幹細胞捐贈的關注。

秀泰影城總經理廖偉銘是「慈青學長」，他一口答應在全臺灣各地共八家秀泰影城，由首映當天開始，於每一場電影播映前，插播一分鐘版本的《有一種等待》公益廣告，爲期長達一個月。後製團隊與陳慧玲又自掏腰包，重新剪輯短版影片，並以特殊規格存檔於每家戲院專屬的單獨硬碟中，其後在各地有線電視的公益頻道中，也經常見到

《有一種等待》長版或短版影片的播放。

祖孫情鋪陳，解開層層誤解

第一支影片完成之後，這支小小的團隊沒有停止腳步，期待規畫中的第二支影片，能成爲志工解說捐贈過程的助力，澄清各界對造血幹細胞捐贈的誤解。

雖有雄心壯志，但一開始就遇到劇本撰寫的困境；因爲骨髓捐贈過程枯燥難懂，又牽涉到醫療專業，讓難度更高。幸好團隊中有陳瑋瑋豐富的志工經驗做輔助，團隊將她遇到所有的困難點，全部加入劇情設計中，然後將角色設定爲阿孫配對到骨髓捐贈之後，阿嬤爲了護孫，從全力反對，到志工鍥而不捨解說，並陪伴孫嬤見證健康強壯的捐贈者，直到理解病人在生死間徘徊後重生的不易，欣然答應讓阿孫捐髓救人。

慈濟骨髓資料庫針對捐贈過程再次確認，醫療部分也由花蓮慈濟醫院血液腫瘤科醫師審定。雖然劇本來回修改十次以上，但編劇張秀玲將劇情起伏設計得有笑、有淚、有驚喜、有感動。陳慧玲運用慈濟骨髓幹細胞中心編列的「極有限」預算，力邀導演鄧安寧、巫國熙指導，五位演員楊子儀、林乃華、尹昭德、林嘉俐、高振鵬全爲公益演出，高雄海軍基地與臺中健身房都全力無償支援場地。

期間捐贈者和醫護人員全力配合現身說法，志工也全方位支援，包括出借家屋、協助拍攝、擔任路人臨時演員，志工陳慈悅全心安排所有聯繫過程和拍攝流程，好主意傳播剪接師吳寶玉，與嘉莉錄音工房更無償支持影片後製，終於順利完成這部精彩影片《阿孫要配對》，適時地趕上慈濟骨髓幹細胞中心「圓滿五千例捐贈感恩會」，進行首映。

從一個小小的心願，變成漣漪擴散，不但集結眾人的愛心，完成正向的影片，更讓社會大眾對骨髓捐贈有正確的認識，讓將來有更多病人可以獲得更多希望，而充滿愛的籌拍過程，也爲一切努力留下美好的眞實紀錄。

公益影片拍攝現場

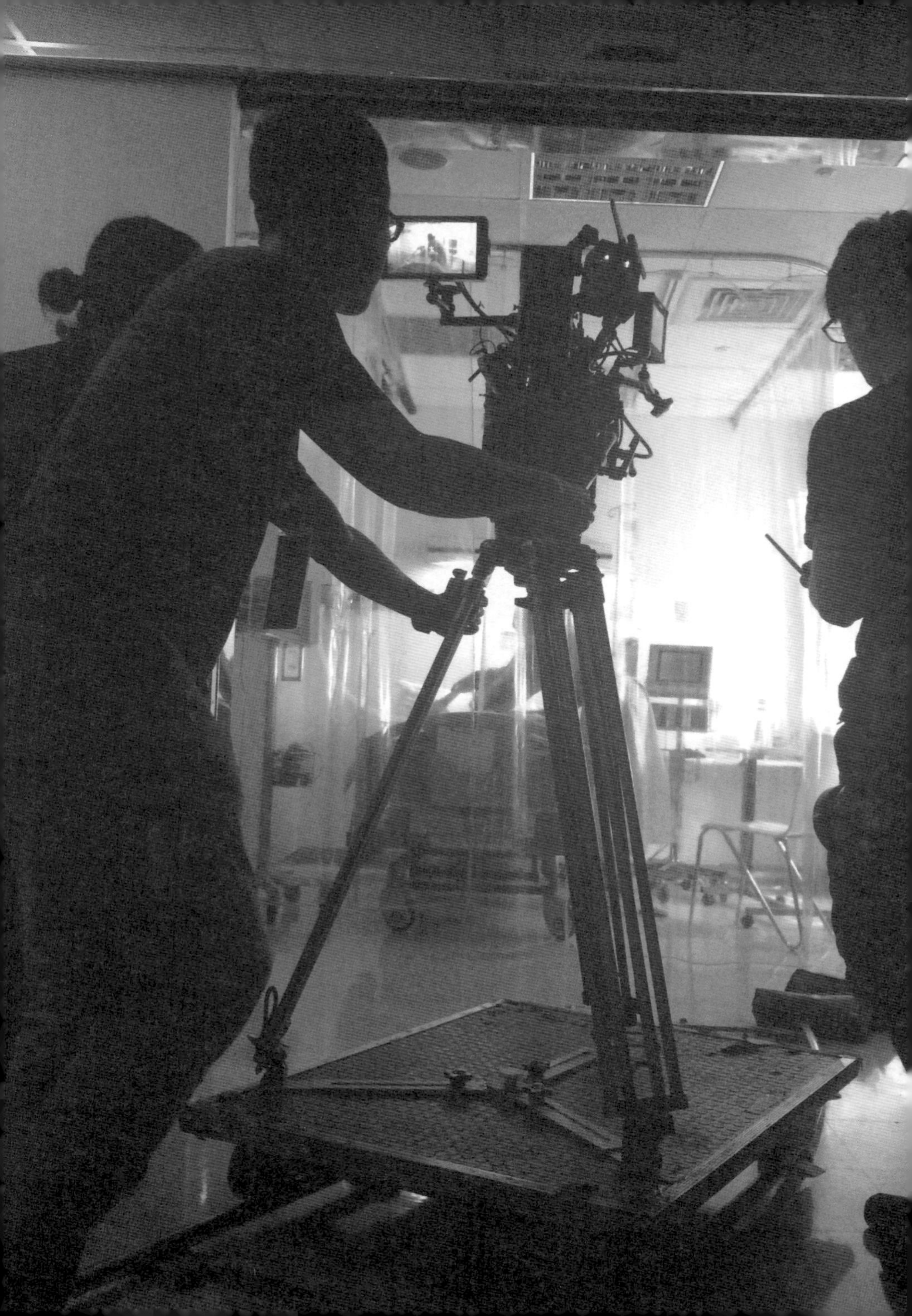

【附錄一】慈濟造血幹細胞受贈地區與人數統計圖

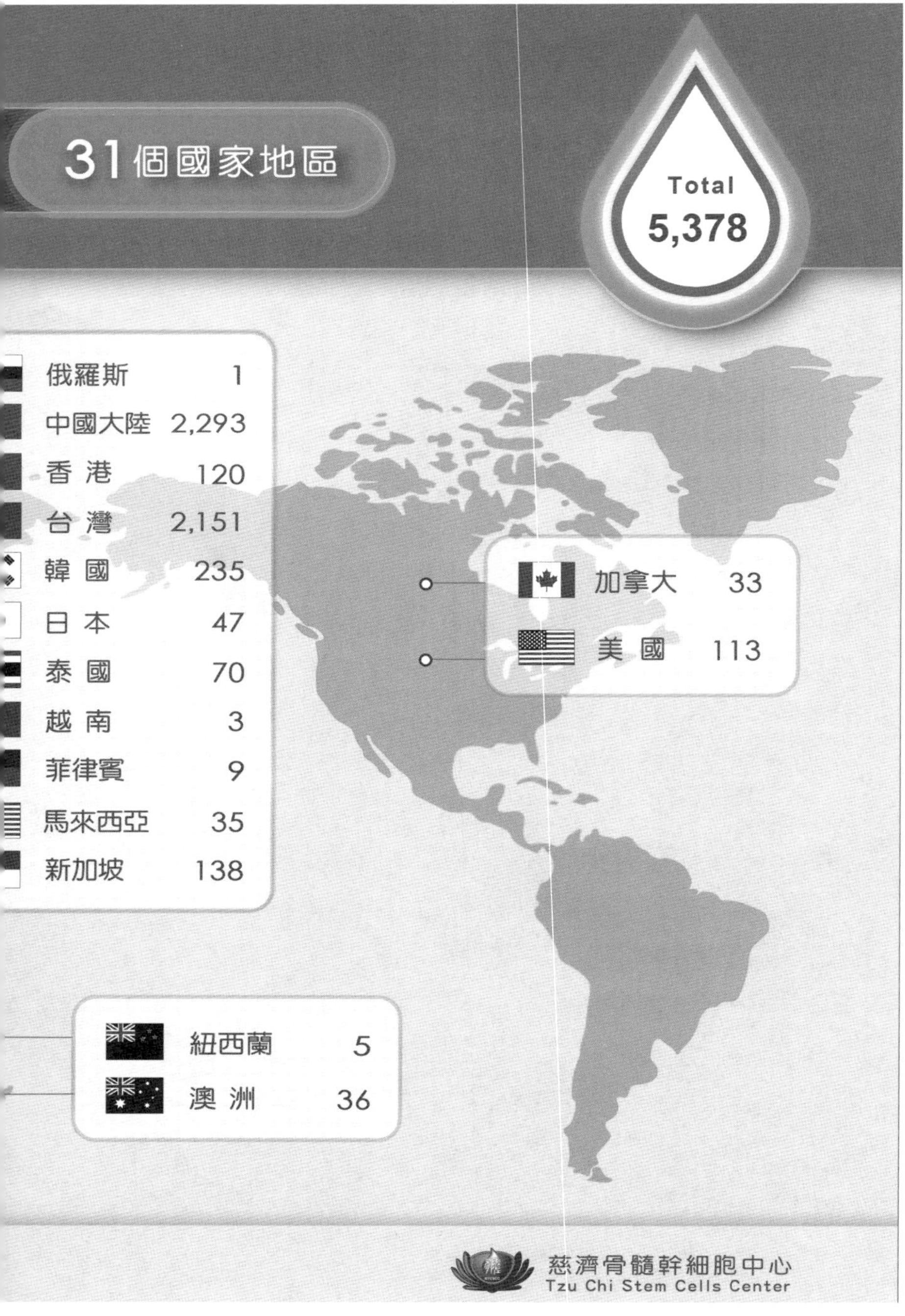
31個國家地區
Total
5,378
俄羅斯 1
中國大陸 2,293
香港 120
台灣 2,151
韓國 235
日本 47
泰國 70
越南 3
菲律賓 9
馬來西亞 35
新加坡 138
加拿大 33
美國 113
紐西蘭 5
澳洲 36
慈濟骨髓幹細胞中心
Tzu Chi Stem Cells Center

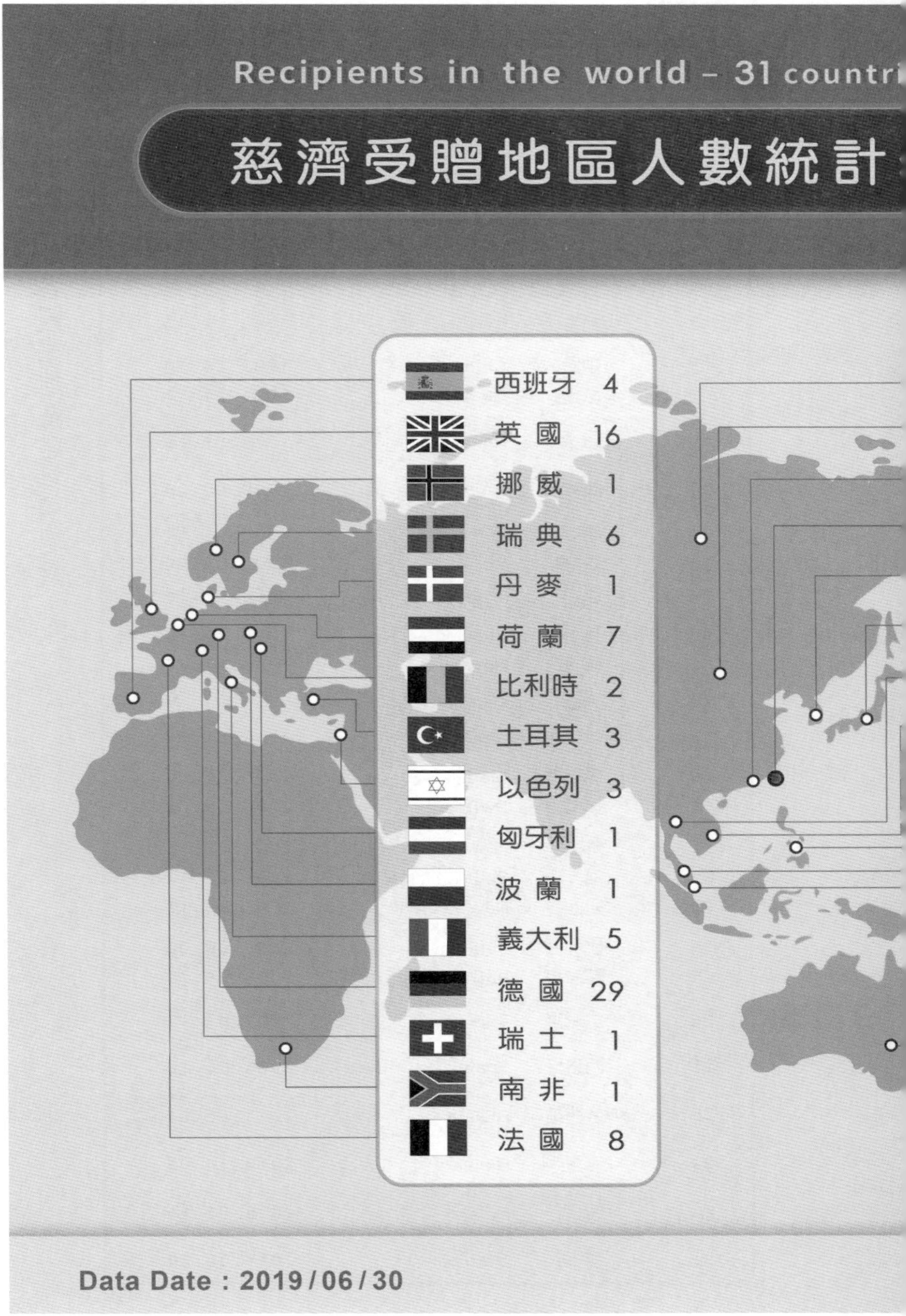
Recipients in the world - 31 countri
慈濟受贈地區人數統計
西班牙 4
英國 16
挪威 1
瑞典 6
丹麥 1
荷蘭 7
比利時 2
土耳其 3
以色列 3
匈牙利 1
波蘭 1
義大利 5
德國 29
瑞士 1
南非 1
法國 8
Data Date : 2019/06/30

第一例供髓各國家地區歷史

Date of First Case of HSC Shipped to Countries

序	國家地區		時間
1	臺灣	Taiwan	1994.05.07
2	新加坡	Singapore	1994.09.26
3	美國	America	1994.11.25
4	澳洲	Australia	1995.01.18
5	香港	Hong Kong	1996.07.31
6	日本	Japan	1996.09.20
7	加拿大	Canada	1996.12.13
8	中國大陸	China	1997.04.18
9	德國	Germany	1997.11.14
10	丹麥	Denmark	1998.05.18
11	義大利	Italy	1999.08.04
12	瑞典	Sweden	2000.01.31
13	韓國	Korea	2000.04.29
14	泰國	Thailand	2000.09.18
15	英國	England	2001.11.19
16	挪威	Norway	2001.11.27
17	荷蘭	Netherlands	2002.01.18
18	以色列	Israel	2002.01.30
19	馬來西亞	Malaysia	2004.06.30
20	瑞士	Switzerland	2004.08.03
21	法國	France	2005.02.16
22	南非	South Africa	2005.07.19
23	紐西蘭	New Zealand	2005.10.17
24	比利時	Belgium	2006.09.08
25	菲律賓	Philippines	2006.09.13
26	土耳其	Turkey	2007.07.12
27	西班牙	Spain	2008.05.19
28	俄羅斯	Russia	2011.03.01
29	匈牙利	Hungary	2013.10.08
30	波蘭	Poland	2016.01.14
31	越南	Vietnam	2017.09.20

【附錄三】臺灣合作醫療院所分布圖

臺灣白血球生長激素注射及捐贈後追蹤合作醫療院所分布圖

自 2003 年 8 月慈濟開始收集周邊血幹細胞起，感恩各地愛心醫療院所受委託協助「白血球生長激素注射」以及「捐後追蹤」等常規醫療作業，提供捐贈者最大的便利。更可貴的是，合作診所的醫護人員不僅配合捐贈者的時間犧牲假日，且不收取任何費用，完全是發自內心的志工服務。

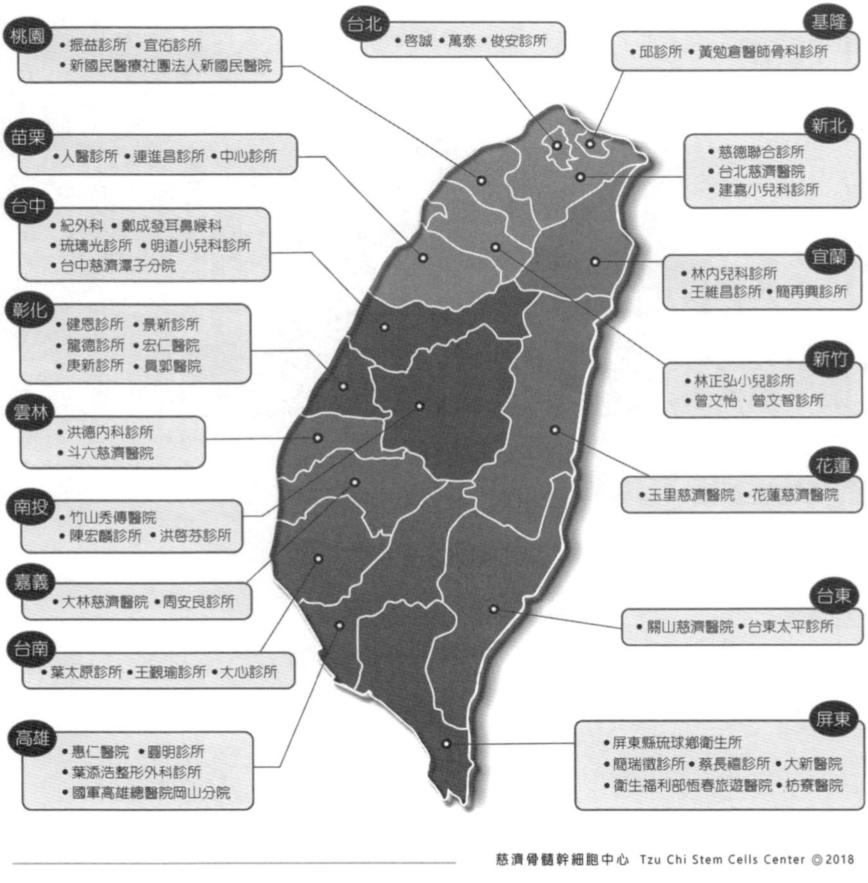

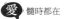

【附錄四】造血幹細胞志願捐贈累計圖

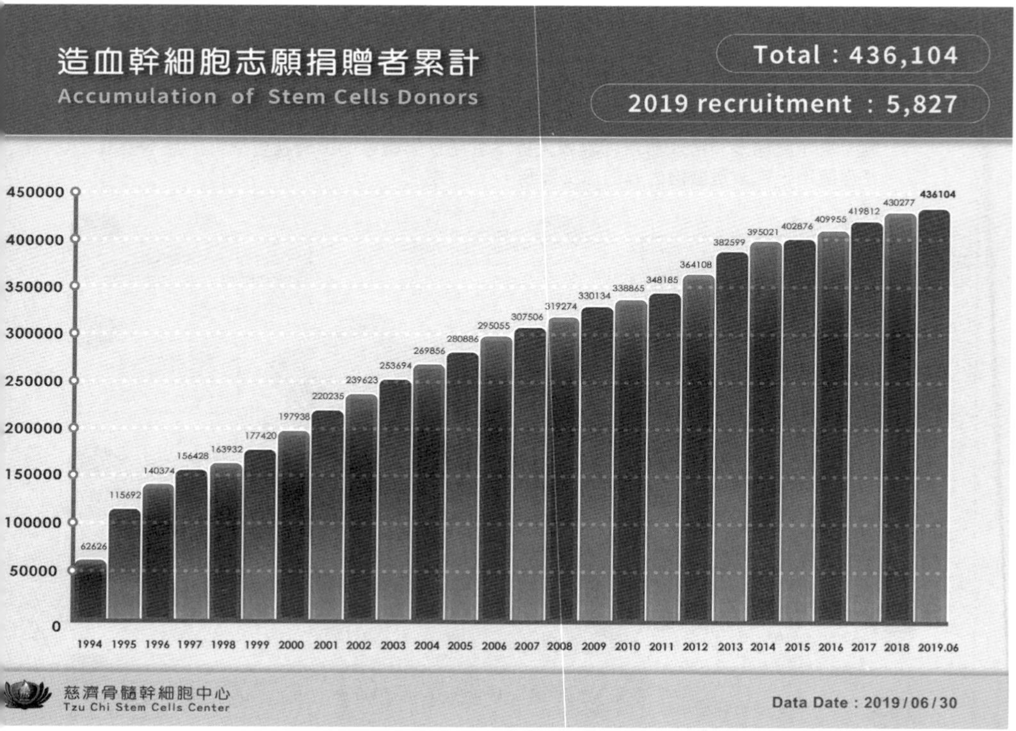

【附錄五】骨髓幹細胞中心大事記

慈濟骨髓幹細胞中心
Buddhist Tzu Chi Stem Cells Center

1992年	09月02日，血癌患者溫文玲女士回臺拜訪衛生署長張博雅，籲請政府開放造血幹細胞移植需三等親內的限制。
1992年	10月01日，慈濟美國分會正式對外展開為溫文玲捐贈造血幹細胞、並建立華裔造血幹細胞銀行的呼籲活動。洛杉磯、聖荷西聯絡處分別舉辦驗血活動，志願捐贈者如潮水湧至。
1993年	01月20日，溫文玲女士在臺大陳耀昌醫師的陪同下，前往花蓮靜思精舍拜見證嚴上人感恩她在美國發病與治療期間慈濟人的關照，並提議臺灣有成立骨髓資料庫之必要性。
1993年	05月18日，立法院宣佈通過「人體器官移植條例」修正案，廢除造血幹細胞捐贈三等親限制。
1993年	08月29日，臺大醫院發起臺灣第一次大規模造血幹細胞捐贈驗血活動「生命重燃搶救行動」，計2,072人簽署志願捐贈書並抽血檢驗。
1993年	09月06日，行政院衛生署召開「骨髓捐贈資料庫」專案會議，決議抽舉由佛教慈濟慈善事業基金會統籌「骨髓捐贈資料庫」的成立及運作。
1993年	10月12-19日，上人巡迴全省，宣導造血幹細胞捐贈的理念。 10月20日，臺灣地區首座「骨髓捐贈資料庫」正式定名為「慈濟基金會骨髓捐贈資料中心」，並成立「技術指導委員會」。 10月24日，慈濟於彰化八卦山舉行首場大型造血幹細胞捐贈驗血活動，計840名志願捐贈者，加入搶救生命的行列。

1993年	11月10日，臺大醫院委由董氏基金會開立的「骨髓移植專戶基金」，於19日由董氏基金會正式移交給慈濟，還包括志願捐贈者之同意書、個人資料及HLA檢驗結果。
1994年	05月07日，完成臺灣地區首例非親屬造血幹細胞移植手術。 05月18日，慈濟美國分會推動志願捐髓的傑出貢獻，獲美國國家骨髓庫（NMDP）表揚。
1994年	06月22日，成立「造血幹細胞捐贈關懷小組」，由各地慈濟委員及慈誠擔任勸捐與關懷工作。
1994年	09月26日，首例完成跨國捐贈，完成首例捐贈造血幹細胞至新加坡。
1994年	11月25日，首例捐贈造血幹細胞至美國。
1995年	01月18日，首例捐贈造血幹細胞至澳洲。
1995年	05月14日，臺灣首例非親屬造血幹細胞移植成功的受贈者與捐髓者舉行「相見歡」記者會。
1995年	07月09日，造血幹細胞志願捐贈者突破十萬人次。
1995年	12月16日，與香港骨髓捐贈基金會簽定連線合約，共享兩地造血幹細胞資料。
1996年	02月10日，獲頒第六屆醫療奉獻獎，由慈濟醫院曾院長文賓代表領獎。
1996年	03月01日，慈濟美國分會骨髓捐贈資料中心正式成立。
1996年	04月15日，慈濟美國分會骨髓捐贈資料中心成立「慈濟骨髓檢定實驗室」。（註：2002年11月30日關閉）
1996年	07月31日，首例捐贈造血幹細胞至香港。

1996年	08月03-04日，骨髓捐贈資料中心於花蓮靜思堂舉行「骨髓移植國際研討會」，來自美、日、澳、新加坡等國及國內知名專家及學者蒞會。 08月03日，與美國、澳洲、新加坡等地骨髓庫簽定連線合約，是日中午十二時開始，與該三國骨髓資料庫連線，增加亞裔待髓者配對的機會。 08月18日，應日本全國骨髓資料庫推進聯絡協議會之邀，慈濟醫院曾文賓院長代表本中心赴日參加世界骨髓捐贈計劃網路工作。
1996年	09月20日，首例捐贈造血幹細胞至日本。
1996年	花蓮慈濟醫院曾文賓院長應日本京都大阪成人疾病院之邀，參加亞太地區骨髓資料庫研討會。
1996年	12月13日，首例捐贈造血幹細胞至加拿大。
1997年	成立「HLA（人類白血球抗原）檢驗實驗室」，自行檢測捐贈者驗血標本。
1997年	03月02日，「大愛捐髓卡」發行。
1997年	04月18日，首例捐贈造血幹細胞至中國大陸。
1997年	11月8日，「HLA檢驗實驗室」更名為「免疫基因實驗室」正式啟用；同時宣布將成立「臍帶血庫」，協助血液疾病患者重造血幹細胞。 11月14日，首例捐贈造血幹細胞至德國。
1997年	12月2日，與美國國家骨髓庫（NMDP）簽訂合作協定。
1998年	01月為了擴大搜尋配對的機會，本中心加入國際線上配對組織全球骨髓及臍血搜尋資料庫（BMDW），於28日正式上傳捐者HLA配型至BMDW資料庫。

1998年	05月美國分會慈濟免疫基因實驗室正式啟用，以DNA代替以往血清技術進行血液檢定。 05月18日，首例捐贈造血幹細胞至丹麥。
1998年	06月籌設臍帶血庫，期透過臍帶血移植與造血幹細胞移植手術相輔相成，讓血液疾病患者有更多的生機。
1999年	01月15日，完成第100例造血幹細胞捐贈。
1999年	03月26日，臺灣首例經由慈濟向美國國家骨髓庫（NMDP）申請配對，由臺大醫院進行移植。
1999年	08月03日，首例捐贈造血幹細胞至義大利。
2000年	01月31日，首例捐贈造血幹細胞至瑞典。
2000年	04月29日，首例捐贈造血幹細胞至南韓。
2000年	09月18日，首例捐贈造血幹細胞至泰國，此例同時也是泰國非親屬造血幹細胞移植的第一例。
2001年	開始收集臍帶血。
2001年	11月19日，首例捐贈造血幹細胞至英國。 11月27日，首例捐贈造血幹細胞至挪威。
2001年	12月19日，慈濟骨髓資料庫首例捐贈予一位「尼曼匹克寶寶」（鞘髓磷脂儲積症B型），並於臺大醫院完成造血幹細胞移植；此例亦為國內這類罕見疾病患者造血幹細胞移植的第一例。 12月28日，花蓮慈濟醫院骨髓移植病房啟用。
2002年	01月08日，首例捐贈造血幹細胞至荷蘭。 01月30日，首例捐贈造血幹細胞至以色列。

2002年	02月01日，花蓮慈濟醫院完成東部首例親屬間「造血幹細胞移植手術」。
2002年	04月30日，慈濟骨髓捐贈中心改制，揭牌成立「慈濟骨髓幹細胞中心」，中心主任由慈濟大學教授葉金川擔任，組織架構分設五個組，分別是：免疫基因實驗室、臍帶血庫、臨床醫學暨研究組、捐贈活動暨關懷組、資料庫暨行政組。期提升國人醫療水準，邁向國際舞臺。臍帶血庫正式成立由楊國梁為代理主任。
2002年	05月促請中央健保局給付造血幹細胞捐贈HLA配對檢驗費用，等候回覆期間，為減輕造血幹細胞移植患者經濟負擔，慈濟骨髓幹細胞中心先自行承擔檢驗費用；並於五月份起設立醫療優免基金，補助經濟困難的患者。
2002年	09月23日，行政院衛生署核准本中心申報設立名稱為「財團法人佛教慈濟綜合醫院骨髓幹細胞中心」。
2002年	12月20日，花蓮慈濟醫院完成首例週邊血幹細胞移植手術。
2003年	03月13日，大林慈濟醫院首例非親屬「骨髓幹細胞抽取手術」。 03月13日，花蓮慈濟醫院首例非親屬「骨髓幹細胞移植手術」。
2003年	04月SARS疫情嚴重，四、五月份大陸及香港地區暫緩供髓，其它國家則照常安排由移植醫院來臺取髓；四月份造血幹細胞捐贈驗血活動亦全面暫停；每年五月份舉辦之「造血幹細胞捐贈相見歡」，配合慈濟三十七周年慶一同順延。
2003年	05月因應臺灣之SARS疫情嚴重，全面暫緩捐贈造血幹細胞活動。

2003年	07月04日，評估SARS疫情後，於7月4日全面恢復捐贈造血幹細胞作業。 07月16日，評估SARS疫情後，於7月16日恢復全省造血幹細胞捐贈驗血活動。
2003年	08月12日，突破傳統的骨髓幹細胞捐贈方式，完成首例非親屬週邊血幹細胞捐贈。
2003年	09月01日，首例由大陸移植醫院派員來臺取造血幹細胞。由北京生命之火醫療諮詢中心主任武舒婭醫師，代表北京解放軍307醫院來臺灣取髓。 09月07日，召開「周邊血幹細胞捐贈生長激素注射說明會」，向合作醫院說明非親屬周邊血幹細胞捐贈及白血球生長激素注射流程。
2004年	06月30日，首例捐贈造血幹細胞至馬來西亞。
2004年	07月03日，慈濟骨髓幹細胞中心臍帶血庫取得Asia Cord（亞洲臍帶血協會）認證。 07月19日，慈濟骨髓幹細胞中心與大陸浙江大學附屬第一醫院合作達百例，該院血液科主任黃河親自前來取髓，致贈「捐髓百例 澤被蒼生」匾額。 07月24日，慈濟骨髓幹細胞中心完成首例國外臍帶血配對成功，送往美國霍普金斯醫院（Johns Hopkins Hospital），受贈者為一名僅有二歲的華裔女童。
2004年	08月03日，首例捐贈造血幹細胞至瑞士。 08月11日，有電視界的諾貝爾獎美譽的「國際艾美獎」公佈入圍名單，大愛臺「清水之愛」節目，獲得肯定，在亞太區紀錄片類決選中勝出，在十一月，代表亞太區和全球最頂尖的節目爭取第32屆國際艾美獎獎座。

2004年	09月慈濟骨髓幹細胞中心提供臍帶血給花蓮慈濟醫院研究，該院2日發表「臍帶間質幹細胞」的成果，此為全世界首例發現幹細胞新來源。 09月27日，首例捐臍帶血至德國，於10月11日為罹患腎上線腦白質退化症（ALD）的七歲病童移植。
2004年	12月15日，通過ISO9001認證獲得發表委員嘉許。 12月15日，由慈濟骨髓幹細胞中心臍帶血庫所送出的「全臺第一例送至國外臍帶血」，救助了罹患急性淋巴性白血病的二歲的華裔女童。
2005年	02月14日，首度捐贈臍帶血至新加坡。 02月16日，首例捐贈造血幹細胞至法國的抽髓手術。
2005年	04月13日，本中心臍帶血庫臺灣捐贈首例，亦為花蓮慈濟醫院首例臍帶血移植手術。
2005年	05月30日，首度捐贈臍帶血至馬來西亞。
2005年	07月19日，首例捐贈造血幹細胞至南非。
2005年	08月04日，本中心臍帶血庫臺灣捐贈首例，也是花蓮慈濟醫院首例臍帶血移植案例順利成功，九歲男童康復出院。
2005年	10月17日，首例捐贈造血幹細胞至紐西蘭。 10月28日，首度捐贈臍帶血至英國。
2005年	11月18日國際線上配對組織全球骨髓及臍血搜尋資料庫BMDW（Bone Marrow Donor Worldwide）已超過一千萬筆，邀約全世界的骨髓中心同步舉辦慶祝活動，本中心身為其中一員，擇於11月18日邀請各國骨髓資料庫負責人來花蓮靜思堂一同舉行慶祝會。

2005年	12月20日，美國骨髓資料中心的志工Cari Kristufek專程前來花蓮慈院取髓，帶往美國紐約司諾卡特林癌症醫學中心（Memorial Sloan-Kettering Cancer Center）搶救病患。此為本中心第1000例造血幹細胞捐贈。
2006年	04月08～09日，本中心承辦首屆「亞太骨髓庫交流研討會」，計有14個國家，47位各國骨髓庫、移植醫院代表參加與會。 04月24日，首例供臍帶血至香港。
2006年	05月02日，臺北新店慈濟醫院首例為捐贈者收集週邊血幹細胞第1例。
2006年	07月04日，花蓮慈濟醫院公開發表引進造血幹細胞移植新療法「迷你幹細胞骨髓移植手術」成功，第三例病患出院。
2006年	09月08日，首例捐贈造血幹細胞至比利時。 09月13日，首例捐贈造血幹細胞至菲律賓。
2006年	12月02-05日，本中心在臺北新店慈濟醫院，舉辦十三周年學術研討會。 12月02日，本中心與韓國骨髓庫簽訂合作契約儀式。
2007年	5月19日，首例捐贈造血幹細胞至韓國天主教骨髓庫。
2007年	7月12日，首例捐贈造血幹細胞至土耳其。
2007年	08月本中心首次有一人捐救兩人的案例，受贈者是泰國的一對小兄弟。由中心主任與副主任交接造血幹細胞。

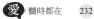

2007年	11月13日，海外髓緣第1000例誕生。由石明煌院長交給美國明尼蘇達大學骨髓移植中心的工作人員與美國骨髓庫志工，來自臺灣的第1000例海外髓緣將飛越太平洋，搶救一位正值青春年華的16歲美國少女的生命，這也是全球第一家施行造血幹細胞移植手術的明尼蘇達醫學中心的第5000例。
2008年	05月19日，首例供給造血幹細胞至西班牙。
2008年	10月19-21日，本中心十五周年慶暨關懷小組講師認證課程活動，並宣布將籌備國際認證。
2008年	12月8日，花蓮慈濟醫院啟用第二間造血幹細胞收集室，並於醫院大廳試辦電子化驗血活動。
2009年	04月12日，本中心在臺北東區會所舉辦首場驗血活動電子化。
2009年	10月10日，舉辦「千囍感恩聯誼活動」慶祝骨髓幹細胞捐贈者達2000例。
2010年	04月17日，本中心週邊血幹細胞捐贈滿1000例。
2010年	10月01日，骨髓幹細胞中心通過世界骨髓捐贈者協會（WMDA）國際認證。
2011年	03月01日，首例捐贈造血幹細胞（周邊血）至俄羅斯。
2012年	03月10日，臺灣第13家移植醫院－亞東醫院第1例。
2012年	08月13日，【髓愛全球眾志成．三千大千新里程】臺灣非親屬移植滿一千例感恩會。

2012年	10月08日，與中華民國血液暨骨髓移植學會合作，每年提供四十位病人免費臍帶血，一位受贈者最多可接受慈濟骨髓幹細胞中心全額補助二袋臍帶血，經由移植醫師向骨髓移植學會申請，參加慈濟臍帶血全額補助供應計畫。
2012年	10月20日，慈濟骨髓幹細胞中心十九週年慶，骨髓移植之父—湯瑪斯博士往生享壽92歲。
2013年	08月06日，慈濟廣播「髓緣之愛」獲全球華語廣播獎公益貢獻獎第一名。
2013年	09月19日，慈濟骨髓二十年相見歡暨國際慈濟人醫會十五周年慶。
2013年	10月08日，首例匈牙利髓緣之愛，慈濟骨髓資料庫捐贈的第二十九國家。
2014年	09月26日，中華骨髓資料庫12位工作人員來台參訪交流。
2014年	10月23日，廿一周年慶在台北蘆洲靜思堂舉行。
2015年	08月01日，骨髓捐贈突破4000例。
2015年	09月19日，響應WMDA「世界骨髓捐贈者日」（World Marrow Donor Day）
2015年	10月20日，慈濟骨髓幹細胞中心22周年慶。
2015年	10月27日，慈濟骨髓幹細胞中心通過世界骨髓捐贈者協會（The World Marrow Donor Association，簡稱WMDA）的進階認證WMDA FULL。
2016年	01月14日，波蘭首例，第三十個配對國家，波蘭取髓代表（Tomasz Zaleski）飛行了三十個小時來臺，為一名亞裔女孩（6歲），尋求一線生機。

2016年	10月16日，廿三周年慶在臺南靜思堂舉行，捐贈個案例數累計四千四百三十八人，其中一千六百八十二人是在臺灣完成移植，捐贈至海外的個案數二千七百五十六例，髓緣遍布全球各地，總計有三十個國家地區。
2016年	11月22日，公益微電影《有一種等待》網路首播。製作人陳慧玲，導演林立書，演員歐陽娜娜，林嘉俐。
2016年	12月23日，榮獲SNQ國家醫療生技品質獎銅獎。
2017年	09月20日，越南首例，第三十一個供髓國家，合作協議的第五十四個國家。
2017年	10月09日，在外交部北美司安排下，加拿大國會議員與我國駐加拿大代表處范國樞組長一行九人，前往臺北慈濟醫院參訪慈濟骨髓移植作業。此訪臺團由保守黨的聯邦眾議員Mr. Steven Blaney擔任團長，隨行成員包含Mr. Chandra Arya眾議員、Mr. Ziad Aboultaif眾議員、Mr. Bob Benzen眾議員。
2017年	10月14日，廿四周年慶暨相見歡活動於高雄靜思堂舉行；十一對相見歡。
2017年	12月09日，越勞工黎文任急性血癌 慈濟全力助移植重生。
2017年	12月12日，榮獲「醫院醫事服務組」SNQ國家品質標章。
2018年	05月22日，完成五千例造血幹細胞捐贈，特舉辦「髓緣5000愛無限」感恩會暨《阿孫要配對》公益影片首映會。製作人陳慧玲，導演鄧安寧，演員楊子儀，尹昭德，林嘉俐，林仍華，高振鵬。

2018年	05月29日，提升醫療服務，高雄國軍醫院岡山分院與慈濟骨髓幹細胞中心簽「骨髓幹細胞捐贈醫療合作」。
2018年	06月28日，北京博仁醫院第一例。
2018年	08月06日，新南向政策，一國一中心任務至菲律賓，同時在馬尼拉舉辦臺華商健康諮詢講座。
2018年	08月31日，山東青島附屬醫院第一例。
2018年	09月05日，骨髓25周年形象影片在大愛臺頻道與臉書官網播出。
2018年	09月12日，驗血建檔活動，首次走入企業。地點：富邦保險富鑽通訊處。
2018年	09月13日，大愛劇場《超完美任務》首播。主要描述關懷小組志工王孟專與葉文楷的故事共35集。
2018年	09月15日，韓國電視臺KBS來臺採訪慈濟骨髓捐贈推廣的用心與成果。
2018年	11月03日，廿五周年慶相見歡暨講師認證課程。上下午共有十七對相見歡，至2018年10月底止圓滿2,529場驗血活動，25年共累積427,023筆志願捐贈者資料，完成5,156例的捐贈。
2018年	11月04日，「2018亞太血液及骨髓移植大會慈濟研討會」於臺北國際會議中心舉行，來自亞太地區及美國、荷蘭等地約二百位專家學者參與，並有臺越捐受贈者相見歡。
2018年	12月21日，榮獲SNQ國家品質標章與「醫療週邊類／公益服務組」「髓遇而安─全球獨特志工網絡締造生命重生新契機」銀獎。

【附錄六】QR Code 專區

公益影片《阿孫要配對》線上看

公益影片《有一種等待》線上看

驗血活動網路預約建檔

心靈工坊 PsyGarden
CA095

愛，髓時都在

Blessed Love Forever－Bone Marrow Donation

慈濟骨髓幹細胞中心 編著

出版者—心靈工坊文化事業股份有限公司
發行人—王浩威　總編輯—王桂花
責任編輯—黃心宜 特約編輯—鄒恆月、劉蓁蓁、曾慶方
編務協力—佛教慈濟醫院財團法人人文傳播室
內文設計排版—董子琭
通訊地址—106台北市信義路四段53巷8號2樓
郵政劃撥—19546215　戶名—心靈工坊文化事業股份有限公司
電話—02) 2702-9186　傳真—02) 2702-9286
E-mail—service@psygarden.com.tw　網址—www.psygarden.com.tw

製版・印刷—中茂製版印刷股份有限公司
總經銷—大和書報圖書股份有限公司
電話—02）8990-2588　傳真—02）2990-1658
通訊地址—248新北市五股工業區五工五路二號
初版一刷—2019年9月　ISBN—978-986-357-159-9　定價—320元

國家圖書館出版品預行編目資料

愛,髓時都在／ 慈濟骨髓幹細胞中心編著.
-- 初版. -- 臺北市：心靈工坊文化, 2019.09
面；公分.--（CA095）
ISBN 978-986-357-159-9（平裝）

1.骨髓移植　2.通俗作品

415.654　　108014753

心靈工坊 PsyGarden 書香家族 讀友卡

感謝您購買心靈工坊的叢書，爲了加強對您的服務，請您詳塡本卡，
直接投入郵筒（免貼郵票）或傳眞，我們會珍視您的意見，
並提供您最新的活動訊息，共同以書會友，追求身心靈的創意與成長。

書系編號－CA095　　書名－愛，隨時都在

姓名　　是否已加入書香家族？ □是 □現在加入

電話（公司）　（住家）　手機

E-mail　生日　年　月　日

地址 □□□

服務機構／就讀學校　職稱

您的性別—□1.女 □2.男 □3.其他

婚姻狀況—□1.未婚 □2.已婚 □3.離婚 □4.不婚 □5.同志 □6.喪偶 □7.分居

請問您如何得知這本書？

□1.書店 □2.報章雜誌 □3.廣播電視 □4.親友推介 □5.心靈工坊書訊
□6.廣告DM □7.心靈工坊網站 □8.其他網路媒體 □9.其他

您購買本書的方式？

□1.書店 □2.劃撥郵購 □3.團體訂購 □4.網路訂購 □5.其他

您對本書的意見？

封面設計	□ 1.須再改進	□ 2.尚可	□ 3.滿意	□ 4.非常滿意
版面編排	□ 1.須再改進	□ 2.尚可	□ 3.滿意	□ 4.非常滿意
內容	□ 1.須再改進	□ 2.尚可	□ 3.滿意	□ 4.非常滿意
文筆／翻譯	□ 1.須再改進	□ 2.尚可	□ 3.滿意	□ 4.非常滿意
價格	□ 1.須再改進	□ 2.尚可	□ 3.滿意	□ 4.非常滿意

您對我們有何建議？

廣告回信
台北郵局登記證
台北廣字第1143號
免貼郵票

心靈工坊 PsyGarden

台北市106信義路四段53巷8號2樓

讀者服務組 收

免貼郵票

（對折線）

加入心靈工坊書香家族會員
共享知識的盛宴，成長的喜悅

請寄回這張回函卡（免貼郵票），
您就成爲心靈工坊的書香家族會員，您將可以——

⊙隨時收到新書出版和活動訊息

⊙獲得各項回饋和優惠方案